NOUVEAUX FRAGMENTS DE CLINIQUE MÉDICALE

L'HYSTÉRIE VISCÉRALE

LES DILATATIONS DU CŒUR DROIT

PAR

Le Dr Augustin FABRE,

Professeur de Clinique
à l'Ecole de plein exercice de Médecine et de Pharmacie
de Marseille.

LEÇONS RECUEILLIES PAR LE Dr AUDIBERT,
Chef de Clinique adjoint

PARIS
ADRIEN DELAHAYE ET EMILE LECROSNIER, ÉDITEURS
PLACE DE L'ÉCOLE-DE-MÉDECINE.

1883

NOUVEAUX FRAGMENTS DE CLINIQUE MÉDICALE

L'HYSTÉRIE VISCÉRALE

LES DILATATIONS DU CŒUR DROIT

PAR

Le Dr Augustin FABRE,

Professeur de Clinique
à l'Ecole de plein exercice de Médecine et de Pharmacie
de Marseille.

LEÇONS RECUEILLIES PAR LE Dr AUDIBERT,
Chef de Clinique adjoint.

PARIS
ADRIEN DELAHAYE ET EMILE LECROSNIER, ÉDITEURS
PLACE DE L'ÉCOLE-DE-MÉDECINE.

1883

MARSEILLE. — IMP. E. JOUVE ET Cie, RUE MONTGRAND, 36.

L'HYSTÉRIE VISCÉRALE

I

TROUBLES DIVERS DU TUBE DIGESTIF

L'hystérie, a dit Charcot, constitue un tiers de la pathologie de la femme ; la moitié des femmes, d'après Briquet, sont hystériques. Charcot et Briquet n'ont rien exagéré ; ils auraient même pu, ce me semble, être plus hardis à condition d'être plus explicites. Ils auraient pu déclarer qu'en règle générale toutes les femmes sont hystériques et que chaque femme porte en elle un germe d'hystérie, parce que l'hystérie, avant de devenir une maladie, est un tempérament, et que ce qui constitue le tempérament de la femme, c'est une hystérie rudimentaire. Mais ils auraient pu ajouter qu'il n'est pas très commun de voir le tempérament hystérique se transformer en un véritable état morbide.

Cet état morbide a été sans doute beaucoup étudié ces derniers temps, mais, à mon avis, il n'a pas été suffisamment examiné au point de vue qui intéresse tout particulièrement le médecin. On a reconnu d'abord dans l'hystérie une affection convulsive, puis un trouble plus complexe de la motilité, puis un trouble simultané de la sensibilité, enfin un désordre de la vie de relation; l'hystérie est plus que tout cela : c'est une maladie du système nerveux tout entier. Mais elle est avant tout une maladie du système nerveux de la vie végétative, et c'est à ce dernier titre qu'elle produit des phénomènes viscéraux et trophiques qui, par leur nombre et leur importance, méritent plus encore que certains symptômes tapageurs ou bizarres de la vie de relation d'attirer nos recherches et de fixer notre attention.

L'hystérie, je viens de vous le dire et je ne crains pas de vous le répéter, est une affection du système nerveux tout entier. Or, il est un appareil où se trouvent réunies la plupart des fonctions du système nerveux. Le tube digestif, en effet, ne se borne pas à former des sécrétions ; il a aussi sa sensibilité et sa motilité propres ; c'est un appareil complexe et, par conséquent, il faut s'attendre à voir l'influence de l'hystérie s'y manifester par des troubles divers.

C'est ce qui a lieu en effet.

Tout dernièrement, un matin, toutes nos hystériques se plaignaient d'une violente gastralgie. C'était là, sans doute, de la part de plusieurs, une singerie, un effet d'imitation analogue à ce que nous avons observé pour les attaques convulsives ; mais, enfin, une d'elles avait commencé et, chez celle-là, il est à croire que la gastralgie était venue spontanément.

C'est qu'en effet la gastralgie est commune dans l'hystérie. Une hystérique ne vit pas longtemps sans éprouver quelque souffrance sur un point quelconque du corps, et ce point c'est souvent l'estomac.

C'est cependant l'estomac moins souvent qu'il ne paraît. Chez notre n° 9, par exemple, vous avez pu faire une remarque : sa gastralgie était exaspérée dès qu'on lui touchait avec le bout du doigt le creux épigastrique, c'est-à-dire non pas quand on lui comprimait l'estomac, mais quand on effleurait la peau qui le recouvre. C'est ainsi qu'il y a beaucoup de fausses gastralgies, comme il y a beaucoup de fausses ovaries qui sont tout simplement des hypéresthésies cutanées.

L'hypéresthésie gastrique, la gastralgie, n'en existe pas moins ; mais ce qui l'exaspère, ce n'est pas le contact du doigt, c'est le contact de l'aliment. Tandis que dans l'hypéresthésie cutanée la malade fuit le doigt qui l'explore, dans l'hypéresthésie gastrique elle rejette l'aliment qui lui est donné. Le caractère le plus remarquable de cette gastralgie, c'est le rejet presque immédiat de l'aliment ou la persistance du malaise tant que la muqueuse gastrique est en contact avec la matière alimentaire.

Ce vomissement gastralgique est parfaitement compatible avec la conservation de l'appétit et du besoin de réparation de l'organisme, bien différent en cela d'un autre vomissement encore plus fréquent dans l'hystérie, auquel nous réservons une étude spéciale, et qui est la conséquence et le signe d'un arrêt de la nutrition. Dans le vomissement gastralgique, le mouvement nutritif est conservé, le besoin de réparation persiste, mais la gastralgie suivie de vomissement rend impossible ou tout au moins insuffisante la réparation de l'organisme. La malade a tout son appétit, mais elle ne le satisfait pas ; elle se trouve alors dans une situation analogue à celle de la femme enceinte qui est affectée de vomissements incoërcibles ; comme la femme enceinte, elle peut maigrir, s'étioler et succomber. C'est ainsi que, d'après Bernutz, est morte d'une gastralgie la fille d'un des plus illustres maîtres de la Faculté de Paris, sans qu'à l'autopsie on ait trouvé la moindre lésion gastrique. Dans ces conditions, plusieurs de mes malades ont périclité ; je n'en ai point perdu ; nous avons alors toujours à notre service l'opium, dont nous pouvons être généreux, et les peptones à administrer de bas en haut.

Il est possible qu'en pareil cas la mort n'arrive pas directement, mais par l'intermédiaire d'une phthisie provoquée par une alimentation insuffisante. Bernutz cite également un cas de ce genre ; mais, ici, un diagnostic fort délicat peut se présenter : certaines phthisies, et des plus mauvaises, peuvent débuter par une gastralgie alors qu'on ne trouve encore ni signes physiques ni signes rationnels d'une tuberculisation du poumon, et il ne faudrait pas considérer comme une affection secondaire à la gastralgie une tuberculose qui en serait la cause première.

Un diagnostic non moins délicat est celui de la gastralgie hystérique avec l'ulcère simple de l'estomac, diagnostic le plus souvent impossible chez un sujet hystérique quand il n'y a pas d'hématémèse et, ajouterai-je, diagnostic peut-être inutile, car il me paraît sinon certain du moins possible que les ulcères simples de l'estomac chez les jeunes filles, bien autrement douloureux que les ulcères simples de l'estomac chez les alcoolisés, soient la conséquence de névropathies avec troubles trophiques. Vous remarquerez, en effet, que chez les hystériques, comme chez les chlorotiques, la douleur est ici hors de proportion avec la lésion, la douleur est atroce et la lésion aussi légère que limitée ;

aussi, cette association d'une érosion gastrique et d'une gastralgie me rappelle-t-elle cette autre association que l'on observe dans le zona, entre les vésicules suivies de petites érosions et la névralgie accompagnée de douleurs violentes. Ne serait-ce pas une opinion rationnelle de penser qu'en pareil cas il s'agit non pas d'un trouble primitif de la nutrition, mais d'un trouble complexe de l'innervation portant à la fois sur l'action trophique et sur la sensibilité ? Quoi qu'il en soit, d'ailleurs, de la pathogénie de cet ulcère, la gastralgie concomitante n'abdique jamais ; elle tourmente les pauvres malades, elle captive l'attention et elle épuise la science des médecins. C'est ce qui explique comment Cullen a pu placer dans l'estomac le siège de l'hystérie. D'ailleurs, elle fait plus qu'accompagner l'ulcère, elle le précède et souvent elle se montre sans lui. Elle est plus qu'une conséquence fréquente de l'hystérie, elle en est souvent le prodrome éloigné, et l'on peut dire, comme l'avait déjà remarqué Briquet : petite fille gastralgique, grande fille hystérique.

Un trouble non plus nutritif, comme l'ulcère, mais sécrétoire, qui accompagne aussi parfois chez les hystériques ces sensibilités douloureuses de l'estomac, c'est un développement anormal et parfois prodigieux de gaz. Effet de la perturbation nerveuse, cette hypersécrétion de gaz en devient quelquefois cause à son tour par la distension forcée qu'elle impose à l'estomac. Quelques hystériques éprouvent des douleurs atroces ; on leur applique des linges chauds au creux épigastrique; l'estomac aussitôt se contracte ; il éructe des gaz en quantité et un grand calme succède à cet orage. Quelquefois il n'y a pas les mêmes angoisses ni les mêmes explosions, mais de vagues malaises n'ont pas d'autre origine.

Dans d'autres cas encore le trouble sensitif fait défaut, le trouble sécrétoire n'est que douteux ; ce que l'on observe, c'est surtout un trouble moteur qui paraît consister en un singulier mélange de spasme et d'atonie. L'atonie se traduit par une dilatation permanente de l'estomac où séjournent indéfiniment des liquides et des gaz, le spasme par des mouvements brusques et partiels dans cet estomac dilaté, d'où clapotement par l'agitation du liquide au milieu des gaz, clapotement que dans les cas intenses on entend à distance, parfois même à une grande distance, à la confusion de l'hystérique, dont parfois la confusion même augmente les spasmes et les bruits. Lécorché les a entendus à une distance de douze mètres ; j'ai observé récemment une hystérique dont les gargouillements étaient très-nettement entendus à travers une porte fermée.

Mais l'hystérie, qui trouble ainsi de diverses manières les fonctions gastriques, ne respecte aucun point du tube digestif ; elle peut remonter plus haut que l'estomac, elle peut descendre plus bas.

Plus haut, dans la bouche même, il y a chez quelques-unes paralysie du sens du goût, ce qui a pour conséquence une alimentation insuffisante ; il y a chez d'autres des sensations diverses. J'ai pour cliente une hystérique, déjà vieille cependant, mais incorrigible sous ce rapport comme sous bien d'autres, qui me fait appeler plus souvent que je ne voudrais pour la traiter d'une inflammation dont elle se plaint dans la langue et les gencives ; le contact de tout aliment, de l'eau même, lui est un supplice ; elle éprouve un sentiment de brûlure et d'érosion qui lui fait croire à une inflammation réelle ; à grand peine et avec beaucoup de bonne volonté, j'y trouve parfois un peu de rougeur. C'est pour moi de l'hypéresthésie hystérique.

Une autre se plaint d'éprouver très-mauvais goût dans la bouche; elle croit avoir mauvaise haleine et, contrairement à bien d'autres, elle est la seule à s'en apercevoir. Une autre encore, et ce cas n'est d'ailleurs ni spécial aux hystériques ni exceptionnel chez elles, a un jour par mois une odeur spéciale de l'haleine qui avertit sa mère et son mari qu'elle va avoir ses règles.

D'autres ont un trouble manifeste des sécrétions buccales; elles sont affectées d'un vrai ptyalisme comme certaines femmes enceintes. Un autre ptyalisme, celui-là je ne l'ai pas encore rencontré, est le prélude des attaques; Richer l'a observé chez une de ses malades, tandis qu'une malade de Mathieu avait signalé elle-même ce signe précurseur de ses attaques.

Qu'entre la bouche et l'estomac se trouve l'œsophage, beaucoup d'hystériques l'ignorent, et cependant beaucoup d'entre elles ont de bonnes raisons pour l'apprendre. Le spasme du pharynx et de l'œsophage est une des causes de ces phénomènes divers qui constituent le groupe des suffocations hystériques. C'est par un sentiment de strangulation qu'il s'accuse; c'est quelquefois aussi par le refus de passage aux matières alimentaires, qui sont alors immédiatement rejetées. Dans d'autres cas, il y a par contre une paralysie œsophagienne qui laisse le bol alimentaire à moitié chemin dans ce canal, nouvelle cause de suffocation. Dans d'autres cas encore, la paralysie est limitée au pharynx; les mouvements ne sont plus coordonnés pour la déglutition des liquides, plus difficile, vous le savez, que celle des solides; la malade qui, dans le cas de paralysie œsophagienne, refusait les aliments solides de peur d'étouffer, refuse ici, pour un motif analogue, les aliments liquides. Elle éprouve ainsi un vrai supplice dans cette forme dite hydrophobique de l'hystérie.

Pas plus que les parties supérieures du tube digestif, les parties inférieures ne sont respectées par l'hystérie.

On y rencontre des troubles de la sensibilité, des entéralgies ; elles ne m'ont pas paru bien fréquentes ni bien faciles à distinguer des autres douleurs abdominales, spécialement des douleurs utéro-ovariennes.

On y rencontre aussi des troubles de la motilité, des spasmes, qui se traduisent par des borborygmes et des paralysies partielles suivies de distension gazeuse, parfois même d'accumulations de matières fécales. D'après Guéneau de Mussy et d'après Cadet, qui a écrit une thèse sur la pneumatose gastro-intestinale des hystériques, l'intestin peut alors présenter des flexions qui s'opposent à la libre circulation des gaz. De là des tympanites, de là aussi des bosselures et de fausses tumeurs. Voilà comment les médecins d'autrefois et les bonnes femmes d'aujourd'hui ont senti chez les hystériques la matrice soulevée et opposé à toutes les dénégations le témoignage, à leurs yeux irrécusable, de leur propre observation.

Mais les troubles sinon les plus remarquables, du moins les plus fréquents de l'intestin dans l'hystérie, sont les troubles sécrétoires de la muqueuse et les altérations de la muqueuse elle-même.

La constipation par arrêt de la sécrétion intestinale est chez beaucoup d'hystériques un phénomène vraiment remarquable. On observe alors une suppression prolongée des selles sans qu'il y ait une accumulation de matières stercorales dans l'intestin. J'ai vu chez les hystériques des prodiges de constipation, des prodiges tels que j'attribue la plupart d'entre eux à la supercherie ; la plupart, mais non pas tous. J'admets bien que les hystériques essayent de nous tromper et y réussissent alors même qu'elles nous demandent des purgatifs ou des lavements, mais je n'admets pas qu'elles y parviennent toujours. Ces hystériques si constipées sont ordinairement des anorexiques ; chez elles, la sécrétion intestinale est vraisemblablement suspendue comme la sécrétion gastrique ; elles ne mangent pas ; leur tube digestif ne sécrète pas ; pourquoi donc iraient-elles du corps ?

Par contre, quelques hystériques ont de la diarrhée, de la diarrhée alternant, comme chez notre n° 6, avec des vomissements. Ce sont alors des diarrhées plus ou moins aqueuses, plus ou moins profuses. Les sécrétions du tube digestif sont chez ces malades abondantes, mais altérées : il y a un exsudat séreux plus ou moins considérable de l'estomac, d'où les vomissements ; il y a aussi un exsudat séreux plus ou moins considérable de l'intestin, d'où la diarrhée qui se traduit alors par des selles copieuses, mais non douloureuses. Il est vraisemblable que, dans ces cas, il s'est produit une atonie du grand sympathique et que l'hystérie détermine au moyen d'une parésie morbide des phénomènes analogues à ceux que Pincus et Samuel ont obtenus de la section expérimentale du grand sympathique.

Mais il ne faudrait pas croire que l'hystérie se borne à produire dans le tube digestif des troubles purement fonctionnels. Elle y détermine parfois aussi, au moyen d'une action trophique, des altérations matérielles, des lésions de la muqueuse.

Ces lésions, il ne m'a pas encore été donné de les constater directement, mais on peut les reconnaître par l'examen de la langue et par l'examen des matières fécales.

Quand une hystérique éprouve depuis quelque temps des troubles fonctionnels dans le tube digestif, on peut observer du côté de sa langue trois états différents : tantôt la langue est complètement rouge, lisse et dépouillée de son épithélium, on dirait la langue d'une gastro-entérite ; tantôt elle est recouverte d'un enduit saburral plus ou moins jaune et plus ou moins épais, en même temps qu'elle est légèrement rouge sur les bords, c'est comme une langue d'embarras gastrique ; tantôt enfin, et c'était le cas de notre nº 6, elle présente un enduit blanchâtre de peu d'épaisseur avec des points rouges disséminés.

Ne croyez pas avoir affaire dans ces cas à des états purement accidentels, provoqués par des écarts de régime et qui doivent disparaître par un traitement approprié. Ces états, je les ai observés chez des sujets dont le régime paraissait irréprochable, tandis que je ne les ai pas rencontrés chez des hystériques dont le régime était complètement fantaisiste. Et puis, c'est en vain que j'ai cherché à traiter ces prétendus embarras gastriques par les évacuants, ces prétendues gastro-entérites par la diète lactée ; pas plus que le régime soi-disant approprié, les traitements qui paraissaient rationnels n'y faisaient rien ; l'altération de la langue persistait un temps ordinairement assez long, parfois même indéfini, pour céder quelquefois d'une manière assez brusque et sans traitement.

L'inappétence, l'atonie, la lenteur du travail digestif, tels sont les symptômes qui m'ont paru répondre le plus exactement à la langue d'aspect saburral. Avec la langue rouge et dépouillée, j'ai rencontré la tendance au vomissement et à la diarrhée pouvant même, à certains moments, revêtir un aspect cholériforme. Enfin, avec la langue revêtue d'un léger enduit blanchâtre et pointillée de rouge, j'ai plus particulièrement observé la digestion pénible et douloureuse, une prétendue dyspepsie qui était bien une gastrite; mais, je le répète, il n'y a pas ici de relation nécessaire et régulière entre l'aspect de la langue et les troubles fonctionnels du tube digestif.

A la partie inférieure du tube digestif, l'altération de la muqueuse s'accuse d'une autre manière. Ce qu'on appelle l'entérite pseudo-membraneuse, c'est-à-dire la desquamation épithéliale du gros intestin, résultat d'une inflammation superficielle, n'est sans doute pas un état particulier aux hystériques, mais cependant les personnes nerveuses et surtout les hystériques comptent pour le plus grand nombre parmi les tributaires de cette affection : constipation, douleurs intestinales, inappétence, tels sont les principaux troubles fonctionnels qui chez les hystériques accompagnent cet état morbide ; parfois aussi on observe le ténesme, qui peut encore se montrer chez les hystériques en dehors de lui. Il arrive que l'imagination s'en mêle : j'ai vu une malade persuadée qu'elle avait un nid de crabes à l'intérieur du ventre, crabes qui lui rongeaient le côté gauche de l'intestin et dont elle rendait de temps en temps quelques rejetons, qu'elle conservait même dans un bocal comme pièces à l'appui de son histoire : c'étaient de beaux échantillons d'entérite pseudo-membraneuse.

Tels sont, Messieurs, les troubles variés du tube digestif que j'ai observés chez des hystériques et que j'ai rencontrés trop fréquemment, avec des allures trop personnelles, avec une trop grande indépendance étiologique et thérapeutique, pour croire simplement à des affections banales chez des sujets hystériques. Aujourd'hui que nous savons que l'hystérie peut envahir les diverses parties du système nerveux, et que les affections nerveuses peuvent produire des troubles trophiques aussi bien que des troubles sensitifs et moteurs, ces faits-là ne doivent plus nous étonner, et aucune idée préconçue ne peut s'opposer à ce que nous en reconnaissions la réalité.

II

VOMISSEMENTS DANS L'HYSTÉRIE

En vous parlant des troubles digestifs dans l'hystérie, je vous ai à peine indiqué les vomissements. Cette omission serait très-grave, si elle n'était calculée et surtout si elle n'était réparée. Les vomissements ont dans l'hystérie une telle importance, que nous devons leur consacrer une étude spéciale.

Parmi les phénomènes de l'hystérie viscérale, un des plus communs, le plus commun peut-être, c'est le vomissement. Fréquent dans son apparition, il est de plus varié dans ses formes, ce qui tient à ce que l'hystérie peut retentir sur l'estomac un peu de toute manière et que presque toutes les localisations de l'hystérie sur l'estomac peuvent aboutir au vomissement. Ces formes diverses ne peuvent donc avoir toutes la même importance et la même signification.

Quand on étudie en bloc les vomissements dans l'hystérie, on voit se dérouler tour à tour les phénomènes les plus variés, les plus différents, les plus opposés ; il semble impossible d'en pénétrer le mécanisme pathogénique et d'en apprécier la valeur séméiotique. Si, par contre, on les soumet à une analyse minutieuse en s'éclairant à la fois de la connaissance que nous avons des effets de l'hystérie sur les diverses fonctions du système nerveux et des notions physiologiques que nous possédons sur les propriétés et les relations de l'estomac, alors cette étude du vomissement dans l'hystérie s'éclaire et se simplifie. Au milieu de bizarreries apparentes, rien dans l'hystérie n'est livré au hasard ; toute chose dans la nature obéit à des lois et, malgré ses airs d'indépendance et ses allures capricieuses, l'hystérie n'enfreint pas les siennes.

Vous allez d'ailleurs en juger.

A. — Voici d'abord le chaos d'où il vous sera difficile de tirer des notions utiles, quand vous examinerez en bloc les vomissements hystériques soit dans l'acte du vomissement lui-même, soit dans les matières vomies, soit dans les phénomènes concomitants.

L'acte du vomissement, en effet, s'accomplit sinon de plusieurs manières, du moins dans plusieurs conditions différentes. Certaines hystériques souffrent cruellement dès que les aliments arrivent dans l'estomac jusqu'à ce qu'elles aient vomi ; d'autres ne souffrent pas du tout. Les unes vomissent immédiatement après le repas, et même le vomissement rend chez elles le repas impossible, parce qu'elles vomissent dès les premières bouchées. Les autres gardent les aliments un jour entier dans l'estomac, les y accumulent et ne les vomissent que le lendemain. Les unes vomissent par boutades ou par périodes plus ou moins longues, d'autres irrégulièrement, quand une cause occasionnelle se présente, au moment des règles ou quand elles sont contrariées. Il en est qui vomissent périodiquement tous les quatre ou cinq jours ; j'ai observé le fait pendant plus d'un an chez une malade. Quelques-unes vomissent avec des efforts qu'on entend à distance, tandis que d'autres vomissent sans effort et sans bruit, à tel point qu'on se demande si ce sont bien là des vomissements complets, de vrais vomissements ou de simples régurgitations; d'autres enfin, et en certain nombre, vomissent avec un bruit guttural particulier qu'on rencontre également chez les alcoolisés, une sorte de bruit de trop-plein. Bien malin celui qui, au milieu de phénomènes si complexes, saurait reconnaître au vomissement hystérique des caractères propres.

Non moins variées sont comme quantité et comme qualité les matières vomies. Il est des hystériques qui vomissent tout ce qu'elles prennent, d'autres une partie seulement de ce qu'elles prennent; d'autres plus que ce qu'elles prennent; d'autres, enfin, autre chose que ce qu'elles prennent; dans ces deux derniers cas, ce sont le plus souvent des matières aqueuses ou glaireuses.

Voilà, en effet, une première variété de vomissements chez les hystériques. Il y en a qui rendent des matières glaireuses, il y en a qui rendent des matières aqueuses. Dans le premier cas, un liquide plus ou moins visqueux ou plus ou moins mousseux est rendu fréquemment, sans grands efforts et par petites quantités chaque fois. Dans le second cas, les matières aqueuses sont rendues à d'assez longs intervalles et en grande quantité chaque fois. Tantôt les vomissements sont spontanés, tantôt il faut une ingestion alimentaire pour les décider, et c'est alors que les matières vomies sont rendues en quantité plus grande que les aliments ingérés. Il arrive que ces vomissements n'ont pas lieu de suite après le repas, et alors ils ne sont pas précédés de renvois pyrosiques et ils n'ont qu'à un faible degré l'odeur aigre repoussante des vomissements ordinaires de l'indigestion.

Il est plus rare de rencontrer chez des hystériques les vomissements verts porracés, non plus glaireux ni aqueux, mais bilieux, signalés par Briquet. Ces vomissements verdâtres, quelle qu'en soit l'origine, sont toujours précédés d'un effort plus ou moins violent : je ne les ai guère observés chez les hystériques qu'à la suite d'une céphalalgie intense ou d'une inflammation pelvienne.

J'ai eu encore occasion d'observer dans l'hystérie des vomissements de sang, des hématémèses, non pas de simples filets de sang comme les efforts peuvent en amener, mais des quantités assez considérables de sang épais d'un rouge foncé et paraissant avoir subi au contact des sucs digestifs un commencement d'altération. Chez une de mes clientes, ces hématémèses se répétèrent à plusieurs reprises pour céder brusquement la place à d'autres phénomènes hystériques. Dans ce cas, les vomissements de sang étaient indépendants de tout ulcère, puisqu'ils cédèrent brusquement. Il est certain cependant que l'hématémèse est dans l'hystérie beaucoup plus rare que l'hémoptysie, ce qui tient sans doute à ce que les parois des petits vaisseaux sont dans l'estomac beaucoup plus épaisses et plus résistantes que celles des capillaires du poumon, qui sont si remarquablement minces. Louis Ferrand a, en 1874, écrit sa thèse sur les vomissements de sang dans l'hystérie.

Quant aux vomissements de matières fécales ou même fécaloïdes, je n'en ai jamais observé. Ils sont bien difficiles à expliquer et, avec les hystériques, il faut toujours se méfier de la supercherie. Vous avez pu lire comme moi l'histoire de cette hystérique de Nysten, qui était parvenue à faire croire qu'elle rendait des vomissements de cette nature : elle cachait sous son aisselle des boulettes de matières fécales, les avalait au moment de la visite et les rejetait par la bouche en présence du médecin; voilà ce dont certaines hystériques sont capables. Cependant, Briquet et Jaccoud rapportent chacun un fait de vomissements de matières fécales chez une hystérique. La malade de Briquet, après avoir vomi des matières alimentaires et des vomissement fécaux, cessa d'aller à la selle. Briquet lui fit administrer un lavement de café ; elle se mit à vomir ce café ; au café furent ajoutées diverses substances, indigo, nitrate d'argent, dont il est facile de constater la présence. Ces substances furent également vomies ; il ne s'agissait que de liquides. La malade dont parle Jaccoud vomit non des matières fécaloïdes, comme dans les cas d'occlusion, mais des excréments solides ; elle mourut plus tard de fièvre typhoïde ; la valvule ilio-cœcale avait chez elle ses dimensions ordinaires et sa disposition normale. Pour qui connaît l'astuce des hystériques, un fait ne suffit pas à expliquer cette dérogation non pas simplement à des lois médicales, mais à des lois physiques, car la valvule de Bauhin, c'est un obstacle physique à traverser, et les mouvements antipéristaltiques, quelque violents qu'ils soient, ne paraissent pas avoir assez d'énergie pour la forcer sans que les matières ne soient écrasées ou que l'intestin ne crève. L'hystérique veut tromper, et elle sait tromper.

Les vomissements alimentaires répétés tous les jours et pendant un temps quelquefois très-long, avec conservation apparente de la santé et de l'embonpoint, phénomènes que nous avons observés chez notre n° 6, voilà les vomissements les plus importants dans l'hystérie. Ils sont très-souvent rendus tout de suite après l'ingestion, et alors l'aliment s'y retrouve avec ses qualités normales ; mais s'ils ont lieu plus tard, l'aliment est d'ordinaire moins altéré chez les hystériques que chez les autres sujets. Les matières alimentaires ne sont pas toujours rejetées toutes indistinctement ; l'estomac de l'hystérique fait quelquefois un petit triage, mais il procède autrement que l'estomac sain et que les autres estomacs malades ou enflammés : c'est ainsi qu'il rejettera la viande et le lait, rendra même au bout de plusieurs heures un morceau de poulet sans l'avoir altéré et gardera très-bien des cornichons et de la salade. Le plâtre passera, le potage sera vomi. Vous pourrez parfois même utiliser ces bizarreries apparentes pour le diagnostic : ainsi le lait qui dans l'hystérie sera vomi, sera, par contre, gardé dans la gastrite ulcéreuse, ce qui pour votre diagnostic pourra servir non pas de base, mais de donnée.

Les vomissements chez les hystériques, les vomissements quotidiens et persistants, s'accompagnent le plus souvent d'une série de phénomènes particuliers.

Les attaques convulsives sont rares : au lieu de convulsions il y a souvent des crises de pseudo-syncope et de léthargie.

Les règles sont irrégulières, ordinairement retardées et souvent suspendues.

Les urines sont rares ou très-pauvres en urée.

La température est légèrement modifiée, tantôt un peu abaissée, tantôt un peu élevée par de petits mouvements fébriles ou fébriculaires.

Enfin, contraste extrêmement remarquable et dont vous avez pu juger chez notre n° 6, l'appétit étant perdu, l'embonpoint est conservé, au moins un certain temps.

Ces phénomènes sont ordinairement associés entre eux, non pas cependant d'une manière constante et nécessaire, car les lois médicales n'ont pas l'exactitude inflexible des lois mathématiques. Ainsi certaines hystériques qui vomissent peuvent avoir des crises convulsives ; parfois elles ont aussi des règles abondantes ou trop rapprochées, des urines copieuses, mais qui dans ce cas sont claires ; parmi ces coïncidences, il n'y en a qu'une sur laquelle on puisse compter presque toujours : c'est la conservation prolongée de l'embonpoint avec perte de l'appétit.

Quand une hystérique ne mange presque pas et qu'elle conserve son embonpoint, vous pouvez être presque certains qu'elle ne tardera pas à vomir.

Elle vomira aussi bientôt si ses urines se suppriment, et il est probable qu'elle vomira, si la quantité d'urine rendue paraissant normale, l'urée y a sensiblement diminué. Empereur raconte dans sa thèse qu'analysant les urines d'une hystérique et n'y trouvant que deux grammes d'urée, il annonça que cette hystérique vomirait bientôt; on rit de cette prophétie jusqu'à ce qu'elle se réalisât, ce qui ne fut pas long. Empereur aurait pu annoncer de plus quelle serait la nature de ces vomissements, annoncer qu'ils seraient alimentaires et rendus peu après le repas.

B. — Voilà, Messieurs, dans les vomissements hsytériques, des variétés bien nombreuses et des coïncidences bien singulières. Tout paraît obscur et incompréhensible si on s'appuie sur la clinique seule; mais tout s'explique quand on s'appuie à la fois sur la clinique et sur la physiologie. Pour vous le rappeler en passant, ne soyez, Messieurs, ni exclusivement cliniciens ni exclusivement physiologistes ; dans l'un comme dans l'autre cas, vous sauteriez sur une seule jambe ;

servez-vous à la fois de la clinique et de la physiologie; alors vous marcherez sur vos deux pieds.

D'un côté, la clinique nous enseigne que l'hystérie ne se traduit pas seulement par des troubles de la vie de relation, mais qu'elle envahit aussi, à un degré au moins égal, la vie végétative ; qu'elle n'agit pas seulement sur la motilité, mais encore sur la sensibilité, sur les circulations locales, sur les sécrétions, sur la nutrition elle-même et, en général, sur toutes les fonctions d'un organe.

D'autre part, la physiologie nous apprend que l'estomac a sa mobilité, sa sensibilité, sa circulation propre, ses sécrétions et ses connexions ou sympathies, notamment avec l'utérus et avec le rein, sans oublier les liens qui l'unissent à l'ensemble de l'organisme et qui font que, indépendamment de leur vie propre, les divers organes participent à la vie générale de l'individu.

Voilà, Messieurs, tout le secret des divers vomissements hystériques.

Dans certains cas, la sensibilité gastrique est surexcitée ; l'introduction de l'aliment est une douleur; le nerf sensitif appelle à son aide la fibre contractile, la douleur est presque aussitôt accompagnée d'un effort de vomissement. C'est, dans ce cas, un vomissement alimentaire qui se produit; il est douloureux; il est immédiat; il se fait avec effort. Il demanderait à être traité par les narcotiques si les hystériques savaient obéir aux actions thérapeutiques ; et si les injections morphinées ne donnent pas de succès constants, elles n'en sont pas moins à essayer toujours.

Dans d'autres cas, l'intolérance est œsophagienne plus encore que gastrique ; les malades ont la sensation d'un passage barré, un sentiment de constriction gutturale en même temps que des nausées ; elles vomissent beaucoup moins qu'elles ne régurgitent, le spasme œsophagien leur fait jeter sans efforts des matières glaireuses et salivaires. Le trouble fonctionnel qui domine est alors un trouble de la motilité ; j'essaye de le combattre par les frictions belladonées.

Dans d'autres cas, ce qui domine, c'est bien un trouble de la contractilité gastrique ou plutôt gastro-intestinale ; il y a une contractilité en révolte ou en réaction opérant des mouvements de recul, des mouvements antipéristaltiques ; alors l'estomac rejette des matières qui lui sont remontées de l'intestin, les vomissements sont jaunâtres, verdâtres, peut-être même fécaloïdes, énergiques et bruyants. La morphine calme parfois ce tube digestif surexcité.

Mais il est des cas où le trouble de la motilité gastrique consiste en une atonie, une semi-paralysie, où la fibre musculaire a perdu son énergie, où les mouvements péristaltiques ne s'exécutent plus ; en même temps, la sensibilité gastrique est émoussée et la sécrétion gastrique diminuée. Dans ces cas d'atonie généralisée de l'estomac, les aliments s'accumulent dans la besace gastrique ; pendant que des excitants tels que les cornichons provoquent sur les points qu'ils touchent des mouvements qui les font circuler et des sécrétions qui les digèrent, les matières que digère aisément un estomac sain restent à peu près intactes et immobiles. Cependant, la distension gastrique atteint ses limites extrêmes, l'estomac se décide à rejeter ces aliments accumulés, à les rejeter longtemps après les avoir pris, à les rejeter incomplètement digérés, à les rejeter sans efforts, comme la vessie qui fait couler l'urine par regorgement, avec cette différence cependant que la vessie ne se vide pas et que l'estomac, mieux soutenu ou mieux comprimé, se vide au moins en grande partie· Cette espèce de vomissement hystérique n'est pas très-rare : la noix vomique est indiquée pour la combattre, la glace également ; la noix vomique et la glace ne réussissent pas toujours. Je me rappelle un cas où, tout ayant échoué, une consultation fut réunie ; la majorité décida, malgré mon opposition, qu'il y avait rétrécissement du pylore : la malade, condamnée par les médecins, fut guérie par un magnétiseur.

D'autres fois ce n'est pas la fonction motrice, c'est la fonction vaso-motrice qui est atteinte ; il y a des hématémèses à répétitions, à répétitions capricieuses et non mensuelles ; dans ce cas, nous donnons la glace, les acides minéraux, la perchlorure de fer, remèdes qui réussissent très-bien quand il plaît à l'hystérie de déplacer ses manifestations.

La fonction sécrétoire peut, elle aussi, être altérée. Au lieu d'une sécrétion normale, c'est une quantité parfois considérable d'une espèce de sérosité que l'estomac verse dans sa cavité ; cette matière parfois est vomie seule, c'est alors un vomissement aqueux ; parfois aussi elle est vomie avec les aliments, et c'est dans ce cas que la quantité des matières vomies peut être supérieure à celle des matières ingurgitées.

Il se peut enfin que le vomissement ne provienne pas d'un état morbide de l'estomac lui-même et ne fasse que répercuter l'état morbide d'un autre organe : dans certains cas de l'utérus et de ses annexes, alors les vomissements redoublent au moment des règles ; plus fréquemment du rein ; alors le diagnostic de l'état rénal qui a causé le trouble gastrique repose sur deux éléments : d'un côté, l'examen des matières vomies dans lesquelles on trouve l'urée; d'autre part, l'examen de l'urine elle-même qui est diminuée dans sa quantité ou altérée dans sa composition. La présence de l'urée dans les matières vomies n'a pas une très-grande signification : l'urée a été trouvée dans des analyses de vomissements que j'ai fait faire chez des malades qui n'étaient ni urémiques ni hystériques; une sécrétion exagérée de l'estomac, quelles qu'en soient la nature et l'origine, peut renfermer de l'urée; voilà ce qui est pour moi non pas certain, mais très-probable. La diminution des urines a plus de signification, à une condition toutefois, c'est que l'anurie soit antérieure et non postérieure au vomissement, car, je l'ai constaté maintes fois, si un malade vomit en quantité considérable des matières aqueuses, l'urine, par le fait même de ce vomissement, devient beaucoup plus rare.

Ces réserves faites et ces précautions prises, vous arriverez à reconnaître qu'il y a bien réellement des cas d'hystérie où les troubles urinaires, et notamment l'oligurie, précèdent les vomissements et semblent devoir en être considérés comme la cause, de même qu'il y a des cas d'ataxie, et j'ai eu l'occasion de vous en montrer l'année dernière, où l'oligurie précède et paraît produire les vomissements. Il y a donc très-probablement dans l'hystérie des vomissements urémiques; mais l'urémie doit-elle être considérée comme la cause commune des vomissements hystériques? Charcot le pense en se basant sur la présence de l'urée dans les matières vomies et sur la diminution préalable des urines. Malgré mon profond respect pour le maître, je ne saurais partager sur ce point sa manière de voir.

Cette prétendue urémie des hystériques ne se manifeste en effet par aucun symptôme : il n'y a ni céphalalgie violente, ni convulsions spéciales, ni délire, ni œdème, ni aucun phénomène grave. On peut aussi, et cette raison me paraît décisive, supprimer ces vomissements en suspendant l'alimentation, ce qui n'empêcherait pas l'urémie, si elle existait, de parcourir toute son évolution. Si elle ne le fait pas, c'est qu'elle n'existe pas et qu'il n'y a pas d'urée accumulée dans le sang des hystériques ; l'origine des vomissements hystériques n'est donc pas le plus souvent dans le rein.

L'estomac n'est pas seulement en relation avec certains organes en particulier, il l'est encore avec l'organisme en général. C'est d'un état de l'organisme entier que dépend d'ordinaire le vomissement hystérique, qui est non pas un phénomène accidentel et isolé, mais en quelque sorte un acte instinctif dû à ce que l'organisme refuse une nourriture dont il n'a pas besoin ; et l'organisme n'a pas besoin de nourriture, parce qu'en lui la vie végétative est ralentie ou suspendue, ainsi qu'en témoignent les phénomènes concomitants aux vomissements : l'anorexie, l'oligurie, la conservation de l'embonpoint. Signe principal d'un arrêt dans la nutrition, voilà ce qu'est le plus important et le plus fréquent parmi les vomissements hystériques, si important et si fréquent, que nous devons lui réserver une explication détaillée.

III

L'HYSTÉRIE SUSPENSIVE OU INHIBITOIRE

Pour expliquer la forme la plus commune du vomissement hystérique, le vomissement alimentaire, il ne faut pas, Messieurs, se borner à considérer ce vomissement en lui-même, il faut le rapprocher des phénomènes qui l'accompagnent et le rattachent à la forme d'hystérie dont il est une conséquence et une manifestation. Or, cette forme d'hystérie est une forme spéciale, très-intéressante à connaître et très-peu étudiée jusqu'ici. Elle consiste dans une suspension ou, pour me servir d'une expression de Brown-Séquard, dans une inhibition des fonctions vitales en général et des fonctions nutritives en particulier.

Je ne saurais trop vous le faire remarquer, Messieurs, notre hystérique du n° 6 ne mange presque pas, et cependant elle conserve son embonpoint; non-seulement elle ne mange presque pas, mais encore elle vomit le peu qu'elle mange et cependant elle ne maigrit pas. C'est que chez elle la vie nutritive est au moins ralentie, sinon complètement suspendue; si elle ne désassimile pas, elle n'a pas à remplacer les éléments anciens par des éléments nouveaux ; elle n'a pas besoin d'aliments, voilà pourquoi elle vomit ceux qu'on lui fait prendre. Ses vomissements sont liés à une suspension de la vie nutritive.

Il y a une autre variété d'hystérie suspensive, celle qui suspend les fonctions de la vie de relation : la motilité, la sensibilité, l'intelligence, soit d'une manière complète, soit, et plus souvent, d'une manière partielle.

Ce qui n'est pas rare, c'est que ces deux formes d'hystérie suspensive se trouvent associées ; la règle est même qu'elles se trouvent associées, mais l'exception se trouve à côté de la règle, car chez notre malade, s'il y a eu du côté de la vie de nutrition hystérie suspensive, il y a eu aussi, par contre, du côté de la vie de relation hystérie convulsive et douloureuse. Voyons d'abord ce qu'est l'hystérie suspensive à peu près complète ; nous examinerons ensuite les hystéries suspensives partielles et, parmi ces dernières, celle de la vie végétative nous donnera l'explication des vomissements les plus ordinaires chez les hystériques.

A. — L'hystérie suspensive, quand elle est sinon complète, du moins générale, rappelle dans certains cas le conte de la Belle au Bois dormant ; peut-être même a-t-elle inspiré la première idée de ce conte. En tout cas, ce n'est pas un conte, c'est une histoire. On l'a appelée le sommeil ou la léthargie hystérique.

En 1857, dans le service de Beau, à l'hôpital Cochin, je vis une hystérique qui dormit quatorze jours ; depuis lors, j'en ai rencontré plusieurs qui tombaient dans ce sommeil, en sortaient et y retombaient, mais jamais un temps aussi long. Dans d'autres cas, j'ai observé des crises d'un sommeil moins durable, mais plus profond et plus effrayant, car le pouls était difficile à sentir et les bruits du cœur devenaient difficiles à entendre ; c'était ce qu'on a appelé la syncope hystérique.

Voilà donc des faits d'hystérie suspensive ou inhibitoire remarquables, les uns par la durée, les autres par l'intensité des crises. Dans le premier ordre de faits, il y avait non pas précisément suspension absolue, mais ralentissement manifeste de la vie de relation et de la vie de nutrition. La malade restait immobile et ordinairement insensible ; c'est à peine si, de loin en loin, on pouvait la tirer de son engourdissement pour lui faire prendre un tout petit peu de nourriture ; elle n'urinait pas, elle n'allait pas du corps, elle ne maigrissait pas, elle conservait sa bonne mine, la respiration était douce, mais naturelle, le pouls faible et lent, mais assez nettement perçu ; la vie de relation était en grande partie suspendue, la vie de nutrition était ralentie. Dans le second ordre de faits, la durée du mal était trop courte pour qu'il fût possible de constater l'absence d'amaigrissement, mais trop longue à mon gré pour qu'il ne fût pas émouvant de constater la faiblesse extrême des mouvements respiratoires et des pulsations radiales ; il y avait suspension presque complète de la vie végétative en même temps que l'immobilité, l'insensibilité, la perte de connaissance révélaient la suspension de la vie de relation.

Or, ces états, que j'ai rencontrés ébauchés ou de courte durée, d'autres les ont observés plus complets ou plus longs.

Plus complets, c'est par eux que l'hystérie allonge plus que toutes les autres affections réunies la liste des morts apparentes, qui ont causé de grandes méprises et des enterrements de personnes vivantes.

Parmi ces méprises, une des plus célèbres est celle qui empoisonna les derniers jours de Vésale. Ce grand anatomiste, étant en Espagne, fut mandé, dit A. Paré, pour « ouvrir une femme de maison que l'on estimait « morte d'une suffocation de matrice ; au deuxième

« coup de rasoir qu'il lui donna, commença ladite « femme à se mouvoir. Ce bon seigneur faisant cette « œuvre fut en perplexité, ajoute A. Paré, et, ayant été « exilé, il en mourut de déplaisir. »

Bien différente fut la surprise éprouvée par un mari, le colonel anglais Russell, dont l'histoire, qu'il faut croire authentique, a été rapportée en 1745 par le *Journal des Savants* et reproduite depuis lors dans plusieurs Mémoires. Ce mari modèle, ne pouvant consentir à se séparer du corps de sa femme, que l'on croyait morte, le garda pendant huit jours sans que ce corps présentât la moindre décomposition ni ne donnât le moindre signe de vie. Le huitième jour, au son de la cloche voisine, milady se réveilla en disant à son mari : « La cloche sonne, il est temps de partir pour l'église. »

Il y a dans la science des faits plus rigoureusement observés. Tel est celui dont Pfendler a été témoin, et qu'il a raconté dans sa thèse soutenue à Vienne en 1833. C'était à la suite d'une longue maladie nerveuse dans laquelle il n'était pas difficile de reconnaître l'hystérie, bien qu'on ait cru à une affection de la moëlle. Sous les yeux même de Pfendler, la malade tomba comme frappée de mort : l'ammoniaque, les piqûres, le galvanisme même, rien ne put la ranimer ; Frank la déclara morte, et après vingt-huit heures, l'imagination aidant, on crut sentir un commencement de putréfaction. Les préparatifs sont faits pour l'enterrement ; ses amies l'ont habillée de blanc et couverte de fleurs. Au moment où Pfendler s'approche pour constater la réalité de la putréfaction, il croit voir un léger mouvement de respiration ; il frictionne et stimule pendant une heure et demie ; alors la respiration augmente, la malade ouvre les yeux et dit en souriant : « Je suis trop jeune pour mourir. »

Voilà donc à son plus haut degré d'intensité et de durée la forme syncopale. La forme léthargique a été quelquefois observée pendant un temps fort long; ainsi dans le cas recueilli par Berdinel, sous les yeux de Després, la même hystérique fut pendant près de deux ans tour à tour cataleptique, léthargique, puis extatique. Le 14 novembre 1873, la malade commence à dormir, elle se réveille de temps en temps pour prendre une gorgée de nourriture et se rendort d'un sommeil qui n'est cependant pas continuel ; vers la fin de novembre, les urines deviennent extrêmement rares et les selles se suspendent; au mois de janvier arrivent les vomissements alimentaires et pendant plus d'un an, toujours plus ou moins immobile, la malade ne peut guère supporter que du café noir. Ne chicanons pas d'ailleurs sur les détails de l'alimentation ; certainement aucun de nous, ni aucune personne saine n'aurait pu vivre avec la nourriture dont s'est contenté l'organisme de cette hystérique.

Il y a donc réellement des cas où sous l'influence de l'hystérie la vie est suspendue dans la plupart de ses fonctions de relation et de nutrition ; et ces cas peuvent se diviser en deux catégories : les cas de suspension courte et complète, ce sont les formes syncopales où l'hystérique court le danger d'être enterrée vivante ; les cas de suspension incomplète mais prolongée, ce sont les formes léthargiques qui peuvent durer des semaines, des mois et même des années, non cependant sans quelques changements dans les symptômes et sans quelques reprises momentanées des fonctions vitales.

B. — A côté de ces suspensions ou inhibitions générales des fonctions de l'organisme, il y a dans l'hystérie des cas où les suspensions sont seulement partielles ; elles portent alors, soit sur des fonctions de la vie de relation, soit sur des fonctions de la vie végétative.

Dans la pseudo-syncope, les fonctions de relation sont seules atteintes, peu de temps, mais fortement. Certaines hystériques ont rarement des crises convulsives, mais souvent elles pâlissent et elles restent immobiles comme dans la syncope. Ce n'est cependant pas là une syncope, car le pouls est resté régulier. Parmi ces sujets il y en a qui restent immobiles, mais entendent tout ce qui se dit autour d'elles, conservant l'intelligence et la mémoire ; il en est d'autres qui perdent entièrement la conscience, le sentiment et le souvenir ; la même malade peut avoir successivement ces deux ordres de crises, ainsi que je l'ai constaté ; ainsi donc dans ces pseudo-syncopes, tantôt la suspension de la vie de relation est partielle et tantôt elle est totale. Des facultés de la vie de relation, la motilité est la première atteinte ; la sensibilité l'est à un moindre degré, l'intelligence et l'ouïe sont mieux conservées et résistent davantage. La circulation et la respiration sont alors régulières, mais dans les cas graves, le pouls baisse, la circulation faiblit et l'on arrive ainsi graduellement aux cas de syncope vraie avec mort apparente.

Il ne faudrait pas faire entrer dans les pseudo-syncopes appartenant à l'hystérie suspensive tous les cas où la malade est pâle et immobile. En dehors du relâchement musculaire, l'immobilité peut être due, soit à la catalepsie, soit à la contracture. Cette contracture, vous la reconaîtrez à trois caractères : 1° souvent un frisson initial ; 2° toujours la roideur des mâchoires et la difficulté de desserrer les dents ; 3° un petit soubresaut de temps en temps dans les membres supérieurs en particulier.

De même que la pseudo-syncope ne présente avec la syncope proprement dite qu'une différence de degrés, de même aussi c'est par de simples nuances que le sommeil hystérique diffère de ce sommeil plus profond que je vous ai signalé sous le nom de léthargie. La suspension de la vie de relation est ici plus ou moins durable, mais très-incomplète et en quelque sorte très-entrecoupée; la malade fait de temps en temps quelques petits mouvements ; des piqûres et des pincements lui arrachent quelquefois, pas toujours, un geste de douleur ; parfois elle grimace si on lui place sous le nez des substances excitantes ou d'une odeur désagréable ; l'ouïe et l'intelligence persistent, même dans les cas graves en apparence, et les malades sauront rendre compte plus tard de tout ce qui s'est passé autour d'elles pendant qu'elles paraissaient dormir. — Ce sont là, en réalité, des suspensions très-partielles et très-incomplètes de la vie de relation, qui parfois même sont entremêlées de quelques phénomènes d'excitation, tels que contractures et mouvements convulsifs, parfois même de rêvasseries et de délire.

Mais s'il est des cas où prédomine la suspension de la vie de relation, il en est d'autres où prédomine la suspension de la vie végétative. Le fait arrive plus souvent que vous ne pourriez le croire et même si souvent, surtout sous la forme incomplète et larvée, que je suis porté à considérer l'hystérie comme une affection de la vie végétative plus encore que de la vie de relation. Il se produit alors une série de phénomènes extrêmement remarquables et plus ou moins solidaires les uns des autres ; ce sont précisément ceux que je vous signalais comme accompagnant la forme ordinaire du vomissement hystérique et qui se résument en un mot : la nutrition est, sinon arrêtée, du moins singulièrement ralentie.

La malade ne mange pas et elle ne maigrit pas, parce qu'elle n'élimine pas.

En d'autres termes, il n'y a pas de recettes et le budget reste en équilibre parce qu'il n'y a pas de dépenses.

La malade ne mange pas : j'ai été vivement frappé de ce fait que j'ai constaté également dans des cas de chlorose. Il faut vivre non pas dans la pratique hospitalière, mais dans la pratique civile, pour être témoin de cette anorexie des hystériques, du désespoir des parents qui ne peuvent pas comprendre qu'on puisse ainsi vivre sans manger, des efforts du médecin qui, ne le comprenant pas davantage, épuise la liste des amers et des apéritifs pour combattre cette anorexie, des luttes qui s'engagent entre la malade qui s'obstine à refuser les aliments et son entourage qui veut la contraindre à les prendre ; de sorte qu'il ne reste plus à cet organisme dans lequel les aliments sont introduits en quelque sorte de force qu'une seule ressource, et il en use, c'est de les vomir. La part faite aux supercheries, il est certain, comme l'avait d'ailleurs reconnu Briquet, que beaucoup d'hystériques mangent incroyablement peu et supportent la diète pendant des périodes extrêmement prolongées, bien que quelques-unes, comme l'avait déjà constaté Lower, mangent beaucoup et n'arrivent pas toujours à être les plus grasses.

Je dis que les hystériques qui mangent beaucoup sont souvent plus maigres qui celles qui ne mangent pas, et ce n'est point là un paradoxe ; c'est un fait d'observation rigoureuse dont je suis absolument certain ; je l'ai constaté maintes fois dans l'hystérie comme dans sa sœur la chlorose, et je défie tout médecin qui a suivi de près des hystériques de le nier. Je ne veux pas dire que les hystériques qui ont de l'anorexie persistante et des vomissements opiniâtres présentent toutes, comme notre n° 6, un embonpoint considérable ; s'il y a parmi elles des femmes obèses, il y en a aussi qui ont un aspect semi-cachectique et un certain degré de maigreur ; mais c'était là leur état antérieur ; l'hystérie suspensive de la nutrition les laisse après de longues diètes à peu près dans l'état d'embonpoint où elle les avait trouvées. Voilà ce que j'ai vu et ce qui m'a frappé.

Il arrive cependant que chez quelques hystériques l'instinct de la faim soit aboli ; qu'elles éprouvent même une répulsion irrésistible pour les aliments, alors cependant que le mouvement nutritif continue son cours, et c'est ainsi que de loin en loin on signale une hystérique qui s'est laissé mourir d'inanition ; mais c'est là une autre forme d'hystérie, une hystérie vésanique ou plutôt l'hystérie des instincts ; c'est là tout au moins l'exception et non la règle. La règle c'est que les hystériques qui refusent les aliments ou qui les vomissent continuent à vivre et conservent longtemps leur embonpoint.

Mais comment cette conservation relative de l'embonpoint s'explique-t-elle chez des sujets qui ne mangent pas ? C'est que si la nutrition ne se fait pas, la dénutrition est également suspendue. Il n'y a presque plus de sécrétions cutanées, la peau est sèche ; plus de sécrétions intestinales, la constipation permet la suppression des garderobes pendant des semaines et des mois, ou bien elle alterne avec des selles purement aqueuses dans le cas où l'estomac, après avoir rejeté les aliments solides, laisse passer les boissons. Mais ce qu'il y a de plus remarquable c'est la suppression ou la diminution sensible des excrétions par lesquelles sont éliminés les déchets de la vie nutritive : de l'excrétion gazeuse qui s'opère par les poumons, de l'excrétion liquide qui s'opère par les reins.

C'est à Empereur que nous devons quelques études expérimentales sur le sujet délicat des gaz excrétés par la respiration, et voici les résultats auxquels il est arrivé : les hystériques absorbent en général beaucoup plus d'oxygène qu'elles ne rendent d'acide carbonique, mais elles en absorbent beaucoup moins qu'à l'état normal, dans des proportions variables, mais dont la moyenne représente à peu près la moitié de la quantité normale ; elles emmagasinent cet oxygène qui est en partie destiné à remplacer l'azote qui se dégage. Considérées dans leur ensemble, les déperditions respiratoires sont chez elles très-fortement atténuées : Dans une expérience on voit une malade légèrement atteinte ne perdre par la respiration que 68 grammes au lieu de 79 ; dans une autre expérience portant sur un cas beaucoup plus intense, la déperdition est de 19gr85 au lieu de 360, la désassimilation a été dans ce dernier cas vingt-quatre fois moindre qu'à l'état physiologique. En prenant à l'air soit de l'oxygène, soit de l'azote, certaines hystériques parviennent en grande partie à compenser le poids de carbone qu'elles livrent à la combustion respiratoire. On ne saurait mieux les comparer sous ce rapport qu'aux animaux hibernants ; aussi peuvent-elles faire comme les marmottes : vivre longtemps sans manger et respirer longtemps dans un air confiné sans être asphyxiées.

Ce ralentissement de la dénutrition, cette diminution manifeste du déchet organique est beaucoup plus facile à constater dans les urines. En général, dans les cas d'hystérie suspensive, il y a peu d'urines rendues et ces urines contiennent peu d'urée. Au lieu de 20 grammes d'urée par jour, certaines hystériques en rendent à peine 2 grammes ; une malade de Mesnet en a rendu 35 grammes en vingt-cinq jours, c'est-à-dire treize fois moins que ce qu'elle devait en rendre. Les analyses de Bouchard et celles de Charcot ne sont pas moins significatives. Les chlorures, d'après Bouchard, l'acide phosphorique, d'après Empereur, sont aussi très-sensiblement diminués : 1 gramme au lieu de 10 pour les chlorures, 20 centigrammes au lieu de 3 grammes pour l'acide phosphorique. Les urines, témoins fidèles de la dénutrition, sont donc dans une certaine catégorie d'hystérie très-sensiblement appauvries ; le mouvement de dénutrition est donc chez ces malades très fortement ralenti et les pertes de l'organisme sont très-fortement diminuées.

Ce n'est pas tout, Messieurs. Il y avait pour nous, cliniciens, à étudier dans l'urine des hystériques l'élimination non seulement des matières alimentaires, mais encore des matières médicamenteuses. Si le mouvement nutritif est ralenti, les médicaments doivent apparaître dans les urines des hystériques plus tardivement que dans les urines normales, et si les médicaments sont tardivement éliminés dans les urines des hystériques, leur absorption de son côté doit être ralentie, leurs effets doivent être plus tardifs et plus incomplets, peut-être même une accumulation peut-elle se produire avec effets trop énergiques succédant à des effets insuffisants. Ne pouvant résoudre cette question aussi intéressante que neuve, j'ai voulu au moins la poser devant vous. J'ai donc choisi l'iodure de potassium, dont l'élimination par l'urine est d'ordinaire extrêmement rapide, et je l'ai donné deux jours de suite à notre hystérique du n° 6; c'est trente-six heures seulement après l'ingestion de la première dose que les urines ont commencé à présenter la réaction jaunâtre de l'iodure de plomb.

Ainsi donc qu'il s'agisse d'aliments ou de médicaments, l'organisme dans l'hystérie suspensive n'élimine qu'avec lenteur et parcimonie. Dans ces conditions il n'est guère besoin de manger pour vivre; aussi quand une hystérique n'urine plus guère, on peut être certain que deux phénomènes se produiront chez elle: l'anorexie et le vomissement. L'appétit disparaît ou s'engourdit, et si malgré ce défaut d'appétit on introduit presque de force des aliments dans cet estomac privé de sucs gastriques, ces aliments y font l'office de corps étrangers et l'estomac les rejette. Il rejette de préférence ceux que d'ordinaire il digère le mieux, la viande par exemple, acceptant par contre quelques condiments qui ne nourrissent pas et stimulent vivement la sécrétion gastrique.

Voilà, Messieurs, comment le vomissement alimentaire appartient à l'hystérie suspensive de la vie végétative, dont il est une conséquence presque nécessaire et une manifestation remarquable, celle qui frappe le plus vivement notre attention et doit nous conduire à rechercher les autres.

IV

PHÉNOMÈNES CARDIAQUES DANS L'HYSTÉRIE

Messieurs, dans quelques-unes de ses crises, et quelquefois dans l'intervalle de ces crises, notre petit mousse atteint de grande hystérie éprouve des douleurs de la région cardiaque et des palpitations du cœur.

Remarquez bien cette association de phénomènes ; elle est, à mon avis, très instructive : des douleurs et des palpitations. Remarquez encore la persistance de cette association ; elle a aussi son importance : dans l'intervalle des accès, ce sont les mêmes symptômes et la même réunion de symptômes que pendant les crises ; il y a des douleurs et des palpitations avec une intensité moindre et une plus grande durée. Remarquez, enfin, les phénomènes concomitants : le malade éprouve pendant les crises comme en dehors des crises un sentiment d'oppression douloureuse et en même temps les mouvements des muscles thoraciques, les mouvements du diaphragme plus particulièrement encore, sont exagérés, presque convulsifs, tandis que l'auscultation du poumon démontre l'intégrité absolue des voies respiratoires, comme l'auscultation du cœur démontre l'intégrité absolue des orifices cardiaques.

Eh bien ! Messieurs, ce fait nous fait connaître dans leur forme, je ne puis dire encore classique, mais enfin dans leur forme la plus commune, les troubles cardiaques des hystériques.

Pour les phénomènes cardiaques des hystériques, il se passe quelque chose d'analogue à ce que nous avons observé pour les vomissements des hystériques : on peut en rencontrer de toutes catégories ; il semble que c'est un vrai chaos ; mais sous ce désordre apparent se cache un ordre réel et, comme nous l'avons constaté pour les vomissements, les troubles cardiaques des hystériques ont leurs lois.

Passons donc tout d'abord rapidement en revue ces divers troubles cardiaques ; nous rechercherons ensuite leur subordination aux lois qui les régissent et les conséquences pratiques qui résultent de la connaissance de ces lois.

A.—On peut observer dans le cœur des hystériques des troubles de la sensibilité ; des troubles de la motilité ; des bruits anormaux.

Les troubles de la sensibilité sont des douleurs, des douleurs spontanées, souvent très-vives, violentes même ; c'est tantôt la sensation de coups de canif, tantôt celle d'une compression ou d'une constriction, tandis qu'il semble à d'autres que leur cœur va éclater et que d'autres éprouvent une angoisse ou bien encore une oppression. La sensibilité de la paroi thoracique peut être en même temps exagérée dans la région correspondante ; quelques-unes ne peuvent supporter la moindre pression, pas même celle d'un vêtement tant soit peu serré ; mais ce phénomène concomitant n'a pas la constance et l'importance de la douleur spontanée plus profondément perçue. Pendant les crises ou les recrudescences cette douleur, poussée alors jusqu'à l'angine de poitrine, peut forcer la malade à rester immobile ; mais dans les cas qui n'ont pas grande acuité ou lorsque la crise vient de se terminer, l'angoisse et l'oppression ne sont pas augmentées par l'exercice. La malade qui se laisse distraire peut répondre à vos questions par des phrases assez longues et nullement entrecoupées ; elle peut même se livrer à des exercices gymnastiques tels que la marche rapide et la station sur un seul pied, ce que ne font ordinairement pas les malades atteints d'une véritable affection du cœur.

Si la douleur est le seul trouble de la sensibilité cardiaque qui ait été constaté et qui puisse être constaté chez les hystériques, du côté de la motilité le phénomène correspondant à la douleur, l'excitation fonctionnelle, la palpitation, est aussi non plus le seul, mais le plus constant. Il y a des malades qui ont, comme le nôtre, des crises de palpitation avec oppression. Il y en a d'autres, ou les mêmes dans d'autres moments, qui ont une suffocation habituelle à recrudescences, accompagnée d'impulsion cardiaque exagérée. L'impulsion plus ou moins tumultueuse du cœur se rencontre, en définitive, assez fréquemment dans l'hystérie, bien qu'elle soit assez rare dans l'hystérie convulsive, sans doute parce qu'on ne peut avoir tout à la fois et que l'hystérie dont les convulsions se concentrent sur le système musculaire de la vie organique respecte davantage les muscles de la vie de relation. Mais si dans l'hystérie on observe souvent des palpitations, on y rencontre plus rarement des syncopes. Le cœur est ici, comme d'ordinaire, l'*ultimum moriens*. Bien des hystériques ont l'apparence de la syncope avec pâleur du visage, immobilité absolue, perte de connaissance, dont le cœur bat encore avec autant de force que de calme et de régularité ; l'arrêt des fonctions cérébrales qui est consécutif dans la syncope ordinaire, est au contraire primitif dans la pseudo-syncope des hystériques qui n'arrive que par exception à la syncope vraie.

Enfin, dans l'hystérie, en sus de ces troubles fonctionnels de la sensibilité et de la motilité, on peut observer des bruits anormaux simulant des lésions organiques. Ce n'est pas que ces bruits anormaux soient fréquents ; au contraire, ils sont très-rares. Ce n'est pas non plus qu'ils soient permanents ; au contraire, ils sont éphémères, et c'est là un de leurs caractères les plus précieux. Ces bruits sont toujours systoliques ; on les rencontre tantôt à la pointe en dessous du mamelon, tantôt à la base, à gauche du sternum. Je suis loin d'être fixé sur leur pathogénie. Sans doute ils trahissent une insuffisance relative des valvules auriculo-venticulaires, et dans quelques cas une anémie concomitante en favorise la production ; mais l'insuffisance relative qui les produit est-elle due à une dilatation passive des cavités ou à un fonctionnement irrégulier des muscles ? Provient-elle d'excitation ou de faiblesse ? Tantôt à l'une, peut-être, et tantôt à l'autre, peut-être même à un mélange des deux, mais il me semble que dans la plupart des cas, à en juger d'après l'impulsion précordiale, l'excitation et le tumulte l'emportent sur la faiblesse.

Quoi qu'il en soit, il est certain que ces bruits anormaux ne sont produits par aucune lésion organique, qu'une anémie concomitante peut les favoriser, mais n'est pas nécessaire pour les produire et que la cause essentielle en est dans un trouble de la motilité cardiaque.

Les troubles de la motilité cardiaque sont à leur tour sous la dépendance de troubles de la sensibilité, et c'est ainsi que dans les phénomènes cardiaques tout se lie, tout s'enchaîne, les phénomènes morbides de la sensibilité entraînant des phénomènes morbides de la motilité, lesquels ont parfois pour conséquences des bruits anormaux.

B.—La subordination des troubles de la motilité aux troubles de la sensibilité, telle est, Messieurs, ou, du moins, telle me semble être la loi qui domine la production des mouvements anormaux ou exagérés dans l'hystérie, que ces mouvements s'appellent attaques convulsives ou palpitations cardiaques. Pour que le système de la motilité s'ébranle, il faut une excitation préalable du système de la sensibilité, et cette loi particulière est conforme à une loi générale qui veut que pour qu'un mouvement involontaire soit anormalement exécuté une impression anormale ait été préalablement subie.

Le mot de système de la sensibilité doit être pris ici dans son sens le plus large. Il y a la sensibilité générale et la sensibilité des sens spéciaux ; il y a la sensibilité physique et la sensibilité morale. Une émotion, un bruit pourra, chez certaines hystériques, provoquer des palpitations, une douleur sur divers points de l'organisme pourra également en solliciter, mais, de toutes les douleurs, celles dont l'action sera le plus efficace sur les palpitations, ce seront celles du cœur lui-même. Voilà pourquoi les palpitations et les douleurs de la région cardiaque sont ordinairement associées. Ce ne sont pas des palpitations douloureuses, ce sont des palpitations accompagnant les douleurs et provoquées par les douleurs. Les douleurs font naître les palpitations sans que cependant il y ait un rapport nécessaire entre l'intensité des douleurs et la violence ou l'existence même des palpitations.

J'insiste sur ce point qu'il n'y a pas toujours un rapport exact d'intensité entre la douleur et la palpitation. Quelquefois la palpitation est forte et la douleur est faible. Certaines malades même se plaignent et s'effrayent de la palpitation, et ne parlent pas de la douleur ; mais, si on les interroge sur ce sujet, presque toutes déclarent qu'elles éprouvent une douleur plus ou moins vive.

Je dis presque toutes. Si, en effet, la douleur cardiaque est la cause ordinaire, elle n'est pas la cause nécessaire de la palpitation. Une douleur sur un autre point du corps, et particulièrement une douleur viscérale, peut parfois aboutir au même résultat. Parmi les douleurs qui provoquent ainsi des palpitations, je dois vous signaler surtout celles de l'estomac et celles de l'appareil génital interne.

Il se passe donc pour ces palpitations ou ces troubles de la motilité cardiaque un phénomène analogue à celui qui se produit dans les convulsions générales de l'hystérie, précédées, vous le savez, de troubles de la sensibilité dans les zones dites hystérogènes, troubles de la sensibilité dont l'influence sur les troubles de la motilité est si manifeste qu'en provoquant les premiers on peut, à volonté, produire les seconds, ce qu'on fait, par exemple, dans la compression ovarienne. Seulement ces troubles de la motilité cardiaque sont quelquefois, non pas violents et momentanés comme les convulsions hystériques, mais légers et continus ; ils se traduisent quelquefois par l'impulsion exagérée du cœur dilaté plutôt que par des crises intenses de palpitations.

Il y a dans ces crises deux degrés différents. Le premier degré est constitué par l'association de la douleur et de la palpitation. Dans le second, la douleur et la suffocation sont associées à des mouvements tumultueux du cœur, du diaphragme et des muscles du thorax. Ce second degré est beaucoup plus pénible que le premier. Aussi une hystérique sujette à des crises de cette nature me disait-elle, avant-hier : « Quand je n'ai que ma douleur au cœur, ce n'est rien ; mais quand j'ai mon angoisse, c'est terrible. »

C'est, qu'en effet, dans le premier cas les phénomènes morbides sont limités au cœur, tandis que dans le second ils occupent tout l'appareil cardio-pulmonaire. Dans le premier cas, si l'on demande à l'hystérique le siége de son mal, elle désigne très clairement le cœur ; dans le second, elle passe la main sur toute la partie antérieure de la poitrine des deux côtés et plus spécialement sur le sternum. On dirait que dans le premier cas la douleur part de la portion du grand sympathique qui se termine dans le cœur, et que dans le second elle occupe aussi toute la portion du grand sympathique qui se termine dans les poumons. Et, d'autre part, tandis que dans le premier cas le seul trouble de la motilité que l'on constate est la palpitation, vous voyez, dans le second, entrer en jeu les muscles thoraciques dans des mouvements exagérés de respiration ; vous voyez surtout des contractions plus encore qu'énergiques, violentes du diaphragme.

Telle s'est montrée, sous nos yeux, la suffocation hystérique, mélange de douleurs vives et de contractions exagérées dans l'appareil cardio-pulmonaire, simulant les malaises que provoquent les affections du cœur et celles du poumon, sans que l'auscultation indique le moindre obstacle à la circulation du sang dans le cœur et de l'air dans les poumons ; trouble sensitif dans son origine, moteur dans ses effets, se manifestant par crises dont le siége et la violence effrayent la malade et même le médecin, mais pouvant se montrer aussi d'une manière à la fois moins intense et plus continue, ce qui est pour le clinicien un piège de plus, car pour peu qu'il s'y joigne quelque bruit anormal on croit aisément à une affection cardiaque. Je connais ainsi des hystériques qui ont eu longtemps de ces maladies du cœur ; j'en connais même une qui, après avoir été condamnée par les médecins, il y a vingt ans, pour une maladie du cœur, en a guéri en vieillissant ; et une autre qui ne l'a plus que de temps en temps ; une autre encore qui l'a laissée quelque part, dans un voyage, pour trouver d'autres malaises à son retour ; sans compter celles qui continuent à vivre avec cet ennemi plus effrayant que dangereux.

L'association de la palpitation et de la douleur, tel est, au point de vue du diagnostic, le caractère spécial de ces phénomènes cardiaques dans l'hystérie. L'hystérie cardiaque est douloureuse et tumultueuse ; les maladies du cœur sont longtemps indolentes et latentes; rappelez-vous, Messieurs, ce moyen de diagnostic qui ne trompe guère, et quand une femme vient se plaindre à vous d'une maladie du cœur, soyez presque certains qu'elle n'en a point ; la maladie du cœur, ce n'est pas à votre cliente de vous l'indiquer, c'est à vous de la trouver.

Cependant, en clinique, toute règle a ses exceptions. D'une part, il arrive que les palpitations hystériques ne sont pas accompagnées de douleur cardiaque quand le malaise qui les a provoquées a son origine dans l'estomac ou dans l'appareil utéro-ovarien ; d'autre part, les altérations matérielles du cœur sont parfois accompagnées de douleur ; de même que la douleur, la palpitation est assez rare dans les maladies du cœur proprement dites ; mais ce qui est très-rare, c'est la palpitation unie à la douleur, à moins, toutefois, que le cœur ne soit fortement hypertrophié et surtout fortement dilaté. Or, hypertrophie considérable et dilatation forcée excluent l'origine hystérique du mal. Il y a donc les altérations consécutives du muscle cardiaque qui peuvent apporter leur contingent de données utiles dans ce diagnostic. L'hypertrophie vraie ne peut être une conséquence de l'hystérie ; la dilatation qui porte exclusivement sur le cœur droit ne peut lui appartenir davantage, alors que le cœur souffre et palpite.

Le diagnostic peut, cependant, présenter encore quelques difficultés dans les cas où la douleur devient très-vive : l'hystérie et l'angine de poitrine ont alors un caractère commun, et ce caractère est ce qu'il y a de plus saillant dans l'affection. Mais alors, tandis que dans l'angine de poitrine les mouvements du cœur et du thorax et ceux du diaphragme sont normaux ou suspendus, par contre, dans la plupart des cas d'hystérie, le cœur palpite, les mouvements du thorax et du diaphragme augmentent de fréquence et d'énergie.

Notez encore que les souffles cardiaques de l'hystérie occupent soit la pointe, soit le côté gauche du sternum et se présentent toujours au premier temps ; par contre, l'affection cardiaque qui, plus que toutes les autres, s'accompagne de douleurs et d'oppression revenant par crises, celle qui conduit à l'angine de poitrine, c'est l'insuffisance aortique avec aortite ; or, son souffle se produit à la base et à droite du sternum aux deux temps, mais surtout au second, et s'accompagne d'un souffle au premier temps dans les artères du cou ; c'est d'ailleurs une affection de l'âge mûr et du sexe masculin, tandis que l'hystérie préfère les jeunes filles et les hommes qui leur ressemblent.

L'association de la palpitation et de la douleur, qui a tant d'importance au point de vue du diagnostic, n'en a pas moins au point de vue du pronostic. Elle nous montre que, dans l'hystérie, les troubles cardiaques dépendent souvent d'une excitation fonctionnelle ; elle écarte donc la crainte de la dépression fonctionnelle, c'est-à-dire de l'asystolie.

Elle nous indique enfin la voie à suivre pour le traitement. Si le point de départ du mal est une excitation, et que cette excitation porte d'abord sur le système de la sensibilité avant d'atteindre le système de la motilité, vous pourrez éliminer du traitement certains agents au moins inutiles : la digitale et quelquefois le fer lui-même ; la digitale qui ne sert qu'à fatiguer l'estomac sans agir sur la douleur initiale de l'hystérie cardiaque ; le fer qui n'est efficace que sur l'anémie qui accompagne l'hystérie, compagne assez infidèle et dont l'hystérie peut fort bien se passer pour faire ses œuvres.

Les remèdes de l'hystérie cardiaque seront ceux qui calment la sensibilité du cœur. J'en connais un qui doit peut-être à son action calmante sur la sensibilité d'être plus utile que les autres dans le traitement de l'hystérie en général, et qui doit certainement à cette action de rendre des services dans l'hystérie cardiaque. Ce remède c'est l'opium que, dans les cas de troubles cardiaques, les hystériques peuvent supporter à de très-fortes doses et qui, manié avec hardiesse, est souvent, j'en ai fait l'expérience, administré avec avantage. Voilà pourquoi je l'ai prescrit à notre petit malade.

V

LA FIÈVRE DANS L'HYSTÉRIE

Febris spasmos solvit, disait-on, Messieurs, au temps où régnaient les doctrines hippocratiques, et cet aphorisme a traversé les âges, généralement accepté parce qu'il est généralement vrai. Je ne dois pas vous laisser oublier cependant que plusieurs de nos hystériques nous ont à plusieurs reprises présenté des mouvements fébriles, prouvant ainsi que la fièvre peut exister dans l'hystérie et par le fait de l'hystérie. Ainsi notre n° 6 a eu un accès de fièvre trois jours de suite dans l'après-midi ; notre n° 2 a été plusieurs fois atteinte de fièvre éphémère, et il nous a semblé que la fièvre continue dont a été affectée notre n° 9 tenait à l'hystérie, dont cette malade était si profondément imprégnée, plutôt qu'à une dothinentérie légère et mal dessinée. Les hystériques peuvent donc avoir la fièvre, et même la fièvre n'est pas rare chez les hystériques ; elle fait en quelque sorte partie du cortège des symptômes que doit présenter une hystérie complète, et c'est sans doute cet ancien aphorisme : *Febris spasmos solvit* qui a empêché de reconnaître cette vérité qui s'impose à l'observation dégagée des idées préconçues.

Cependant cet aphorisme et cette vérité ne sont pas contradictoires. En général, une hystérique, pendant qu'elle a la fièvre, n'a point de crises convulsives ; dans l'hystérie, un phénomène en remplace un autre, un symptôme en chasse un autre, et, quand l'activité morbide s'occupe à déterminer un mouvement fébrile, elle oublie en quelque sorte de provoquer des spasmes. Il y a là une application de cette loi si commune dans l'hystérie et qu'on peut appeler la transmutation des symptômes. L'hystérie est une affection à la fois étendue et mobile. Quand elle passe du système moteur au système vaso-moteur, elle conserve sa nature et ne change que de terrain, prouvant ainsi une fois de plus que le domaine de l'innervation est à elle tout entier, que le système de la sensibilité lui appartient aussi bien que le système de la motilité, et que le système de la vie végétative ne lui échappe pas plus que celui de la vie de relation ; je vais même plus loin, car, à mes yeux, le système nerveux de la vie végétative est le véritable noyau de sa puissance, c'est l'Ile de France de son royaume, qui n'a pas d'autres limites que les limites mêmes du système nerveux.

Les manifestations fébriles de l'hystérie ont donc des rapports d'alternance avec d'autres manifestations hystériques et, entre autres, avec les phénomènes convulsifs de cette maladie. On ne les rencontre pas simultanément, parce que ces symptômes se remplacent les uns les autres comme, par exemple, dans certains phares, on voit la couleur blanche alterner avec la couleur rouge sous l'influence d'un même appareil électrique. Mais quelquefois, au lieu d'une alternance qui les éloigne, on aperçoit une sorte de succession qui les rapproche. Une hystérie est restée quelque temps silencieuse et sans manifestations, mais elle a en quelque sorte fait provision de phénomènes morbides ; le temps arrive où elle va sortir l'une après l'autre ces provisions : alors une crise convulsive éclate, puis un mouvement fébrile lui succède, ou bien, par contre et plus fréquemment, la fièvre commence et les troubles sensitifs ou moteurs apparaissent ensuite, et l'hystérie déploie tour à tour tous ses talents. Dans ce cas, que nous avons observé plus d'une fois chez notre n° 2, on constate encore mieux que la convulsion et la fièvre reconnaissent la même origine et appartiennent à la même famille.

La fièvre hystérique a donc avec les autres symptômes de l'hystérie, et notamment avec l'hystérie convulsive, des rapports réels qui ne sont pas des rapports de simple coïncidence, mais bien des rapports d'alternance ou de succession. Ces rapports ont quelque chose de spécial, bien différents des rapports des autres symptômes hystériques avec la fièvre développée sous une autre influence morbide ; dans ce dernier cas, le symptôme hystérique et la fièvre s'excluent réciproquement : c'est un antagonisme. La fièvre exclut les troubles moteurs de l'hystérie apparemment parce que le système nerveux, absorbé par l'excitation de la vie végétative, épuise son activité et n'en a plus assez pour soumettre à une stimulation anormale l'appareil de la motilité. Les affections fébriles en général excluent la convulsion hystérique, tandis qu'il est d'autres affections qui appellent l'attaque d'hystérie : ce sont, en général, les affections douloureuses ; une excitation prolongée de la sensibilité est en quelque sorte un appel à une excitation violente de la motilité.

Ainsi donc, la fièvre hystérique existe, et, si nous l'examinons dans le groupe des phénomènes de l'hystérie, nous constatons qu'elle affecte avec eux des rapports spéciaux d'alternance ou de succession. Si maintenant nous l'examinons en elle-même, nous constatons qu'elle est variée dans ses types.

De ces types, le plus commun, c'est, à mon avis, la fièvre éphémère, type qui d'ailleurs n'est pas rare dans certaines affections du système nerveux central, et notamment dans l'ataxie.

Si vous observez pendant quelque temps une femme foncièrement hystérique, vous remarquerez qu'à plusieurs reprises elle aura été atteinte de courbature. A des frissons ou à un sentiment d'horripilation plus ou moins prononcé succède une chaleur plus ou moins vive, avec céphalalgie plus ou moins intense; la malade se sent abattue, triste, courbaturée; le pouls s'élève à 100 ou 110 pulsations; le thermomètre monte entre 38 et 39°; l'appétit est suspendu; le sommeil est agité; il arrive cependant, et, à mesure que le calme se produit, la fièvre disparaît, de sorte que le lendemain matin la malade qui, la veille, vous avait inspiré quelque sollicitude, se trouve complètement guérie. Voilà le type qu'à plusieurs reprises nous ont présenté notre n° 6 et notre n° 2.

Mais dans d'autres cas, ce n'est pas une simple fièvre éphémère, c'est une fièvre continue pseudo-typhoïde qu'on peut observer dans l'hystérie, et il ne nous répugne nullement d'admettre que nous avons eu affaire à cette forme chez notre n° 9 de la salle Sainte-Elisabeth. Cette femme, hystérique jusqu'à la moëlle des os, est entrée dans le service pour des douleurs très-vives de l'estomac et de l'intestin, avec langue saburrale et rouge en même temps; à son arrivée à l'hôpital, cet état durait depuis une dizaine de jours et s'accompagnait d'un mouvement fébrile très-modéré; mais, deux jours après, le thermomètre présentait des oscillations très-grandes, telles que celles-ci : 40° le soir, 36° le lendemain matin ; nous nous sommes demandé alors s'il ne s'agissait pas d'une dothinentérie à la période terminale, à la période des grandes oscillations, survenue chez un sujet foncièrement hystérique, c'est-à-dire si ce qu'il y avait d'hystérique ici ce serait non pas la graine, mais le terrain, la malade et non la maladie. Tout étant rentré dans l'ordre, cette opinion me paraissait la plus vraisemblable, lorsque de nouvelles oscillations sont venues éveiller de nouveaux doutes, puis tout d'un coup, la malade se sentant bien, nous a quittés brusquement en nous laissant cette impression qu'elle était hystérique avant tout.

L'idée d'une fièvre hystérique à marche pseudo-typhoïde vous paraîtrait peut-être surprenante, si elle ne reposait que sur ce fait dont je ne vous rappelle pas tous les détails, parce que j'en admets toutes les obscurités. Mais déjà plusieurs fois chez une jeune fille, surtout à la suite de violentes émotions morales, j'ai vu une fausse fièvre typhoïde se déclarer. Beau, mon maître, avait appelé mon attention sur ces cas qui déjà, d'ailleurs, avaient été signalés par Sandras et par Briquet.

Je n'ai pas conservé l'observation détaillée de ces faits que j'ai rencontrés surtout à la suite de chagrins d'amour. Parmi les symptômes, celui qui dominait, c'était la stupeur, l'abattement du visage avec affaiblissement des forces ; la fièvre était modérée, la durée du mal était courte ; en dehors de la constatation de quelques troubles de la sensibilité et du défaut de rapport entre le mouvement fébrile et la prostration des forces, je ne voyais guère le moyen de diagnostiquer cette affection d'une dothinentérie légère ; le plus souvent même, je n'ai pu me faire une opinion bien arrêtée sur ce diagnostic.

Des faits analogues et plus significatifs sont consignés dans la thèse de Briand sur la fièvre hystérique. Il s'agit, par exemple, d'une jeune fille qui, entrée à la Morgue sur l'assurance qui lui est donnée qu'il n'y a là que des vivants, se trouve subitement en présence d'un cadavre. Elle sort en poussant des cris. Le lendemain, elle a un frisson, la tête lourde et une perte de connaissance dont elle se remet bientôt. Le surlendemain, on la transporte à l'hôpital temporaire, où on la trouve l'aspect hébété, le décubitus dorsal, la langue sèche, la température à 39°5, des gargouillements à la fosse iliaque, les bruits du cœur sourds et mal frappés, de la céphalalgie et de la rachialgie. M. Rigal diagnostique une dothinentérie à forme adynamique et pronostique une issue fatale. Un purgatif et une potion tonique sont prescrits. Ce traitement eut un trop bon effet : à la visite suivante, une amélioration sensible s'était produite ; cependant, la malade avait toujours l'œil terne, immobile, contemplatif ; quatre jours après, la température était tombée à 36°7. On cherche l'origine de cette maladie, évidemment trop courte pour être une dothinentérie, et c'est alors que l'exploration de la sensibilité révèle l'hystérie : il y avait hypéresthésie à gauche et anesthésie à droite, clou hystérique au sommet de la tête ; puis survinrent des vomissements. des troubles urinaires, de la paraplégie.

De même dans une observation de Rémy recueillie dans le service de Lancereaux, pendant dix jours la malade présente de la fièvre, de la stupeur, des selles diarrhéiques, une langue sèche et fuligineuse, puis subitement elle revient à l'état normal, ne conservant de ses malaises qu'un grand éréthisme nerveux.

Dans la plupart des observations de ce genre, la maladie apparaît avec les principaux symptômes de la dothinentérie, dont elle diffère cependant par l'origine, par l'évolution et par les suites.

Par l'origine, car elle survient à la suite d'une émotion morale, ou bien encore d'une suppression menstruelle, comme l'a justement observé Vérette.

Par l'évolution, car son début est brusque, sa marche rapide et sa terminaison prompte ; au bout de deux jours tous les symptômes graves ont pu se manifester ; au bout de huit à douze jours ils sont ordinairement dissipés et s'arrêtent brusquement comme ils sont venus.

Par les suites enfin, car elle laisse après elle non pas une adynamie profonde, mais un nervosisme exagéré, quand ce ne sont pas les troubles sensitifs et moteurs de l'hystérie la plus pure dont la fièvre hystérique a été le début violent.

Mais il y a aussi une fièvre lente hystérique. Celle-ci a-t-elle été entrevue par Huxham, dans son étude des fièvres lentes nerveuses ? Non, il s'agissait, dans ces cas, de fièvres typhoïdes à marche lente. L'observation de Pomme, dans son Traité des affections vaporeuses des deux sexes, nous montre bien un sujet hystérique, mais il ne m'est pas prouvé que la pyrexie le fût également. Une observation de Bouchut, dans son étude du nervosisme, me paraît appartenir plus nettement à la fièvre hystérique : il s'agit d'une demoiselle, caissière dans une maison de commerce où elle était obligée d'avaler bien des déboires. Elle eut des troubles digestifs, de la diminution des règles, une fièvre assez violente, de l'insomnie, des rêves pénibles, une toux sèche, fréquente, sans expectoration ni signes d'auscultation, phénomènes qui résistèrent avec la fièvre pendant des mois et des années.

La durée du mal, chez une malade de Vérette, fut de dix mois ; une vive émotion avait arrêté les règles et le jour même se manifesta une aphonie complète avec fièvre intense accompagnée de points d'anesthésie, d'hypéresthésie et d'attaques convulsives.

Briquet a observé une vingtaine de cas où l'hystérie s'était montrée sous la forme d'une maladie fébrile prise au début pour une fièvre typhoïde ou une méningite, mais dont la durée fut de trois mois et plus ; il y avait d'abord de la céphalalgie, du délire et de temps en temps des convulsions hystériques ; vers la fin, survenaient des anesthésies et des paralysies.

Gagey qui, en 1869, fit sa thèse sur les accidents fébriles qu'on remarque chez les hystériques, mentionne une forme chronique où existe une disproportion notable entre la gravité apparente des phénomènes nerveux et le peu d'élévation de la température qui excède rarement 38° ou 38°5. Il est à observer encore que cette fièvre ne dure guère sans intermèdes de phénomènes nerveux franchement hystériques.

Suraiguë, subaiguë et chronique, voilà donc déjà trois évolutions différentes dans la fièvre hystérique. Il y en a une quatrième : c'est la forme intermittente. Je ne dis pas que toutes les fièvres intermittentes, avec symptômes hystériques, soient de l'hystérie à forme intermittente ; ils peuvent très-bien être des fièvres intermittentes à forme hystérique, ce qui, vous le comprenez parfaitement, n'est pas du tout la même chose. Les fièvres intermittentes hystériques, signalées surtout par Strack, par Sager, par Sydenham sont, quoique rares, depuis longtemps connues ; un des plus curieux exemples qui en aient été donnés est dû à Piorry : on trouva dans les ovaires des foyers hémorrhagiques. Mais il y a des hystéries qui produisent des fièvres intermittentes.

On peut sans doute n'être pas convaincu par Mercado et par Puccinotti qui observaient dans des pays palustres ; mais voici un fait plus probant qui appartient à Morgagni : il s'agit d'une noble dame doublement affligée par la perte de son mari et par celle de sa fortune. Elle eut des accès de fièvre intermittente dans laquelle la période de frisson devint de jour en jour plus considérable ; la fièvre s'accompagna de plus d'une vive dyspnée et d'une telle constriction à la gorge que « tout le monde comprit ce que c'était. » Ainsi s'exprime Morgagni dans sa 44e lettre, qui traite de la montée de l'utérus. Remarquez ici l'action étiologique des émotions morales et l'importance que prend le stade de frisson. Notons encore que dans cette forme le stade de chaleur ne s'élève pas bien haut, 38° par exemple, dans une observation de Gagey ; que la périodicité régulière n'est pas de rigueur et que la maladie est rebelle à la quinine. Le traitement devient ainsi une véritable pierre de touche pour le diagnostic, ainsi que le fait remarquer Cantel, des Mées, qui guérit les fièvres intermittentes nerveuses avec la belladone. Cette fièvre peut aussi guérir spontanément, ce qui est arrivé chez notre n° 6, qui simplement soumise à l'expectation n'a eu que trois accès quotidiens.

La fièvre intermittente est donc une quatrième variété de fièvre hystérique. Il y en a une cinquième qui me paraît être de beaucoup la plus commune de toutes ; elle n'a pas, que je sache, été décrite, et je l'appellerai la fébricule hystérique. C'est la fièvre hystérique en miniature. Notre n° 6 nous en a offert un exemple. Chez cette malade en effet, alors qu'elle vomissait, ne mangeait pas, ne maigrissait pas et avait la langue légèrement saburrale, je cherchai plusieurs fois si à cet arrêt dans la nutrition générale ne correspondait pas quelque abaissement dans la température. Eh bien ! à plusieurs reprises ce que j'ai observé ce n'est pas une légère diminution mais bien, par contre, une légère élévation dans la température. Le thermomètre montait à 38° environ, tantôt un peu au dessus, tantôt un peu au dessous. Par moments, il est vrai, nous l'avons vu descendre au dessous de la normale, de sorte qu'il y avait dans la chaleur animale d'assez notables oscillations. Et ce fait je l'ai plusieurs fois constaté quand j'ai voulu rechercher ce que devient la température du corps chez les hystériques qui ne mangent pas et ne maigrissent pas.

A côté des hystériques qui ont la fièvre sans le savoir, il y a celles qui croient avoir la fièvre et ne l'ont pas. Un certain nombre parmi elles accusent une fièvre dont elles se plaignent beaucoup ; on compte le pouls, il est normal ; on recherche la température, elle est normale. C'est une sensation de fièvre qu'elles éprouvent parfois à un très-haut degré, ce n'est pas la fièvre elle-même ; quelquefois cependant elles ont une demi-fièvre, c'est-à-dire une accélération du pouls sans élévation thermométrique. Dans ces cas encore, la malade n'a pas la fièvre qu'elle croit avoir. Il est bien juste d'ailleurs que les hystériques qui si souvent trompent le médecin se trompent un peu elles-mêmes.

VI

LA FAUSSE PHTHISIE DES HYSTÉRIQUES

Messieurs, ne vous hâtez jamais de diagnostiquer la phthisie chez la femme et surtout chez la jeune fille. Qu'il le veuille ou non, ce sexe est trompeur, et il trompe le médecin par le moyen de l'hystérie.

Quand j'ai vu pour la première fois la jeune fille qui occupe le n° 14 de la salle Sainte-Elisabeth, j'ai cru qu'elle était phthisique. En faveur de la phthisie on pouvait invoquer les antécédents : fièvre dite muqueuse, hémoptysies ; on pouvait invoquer aussi les signes rationnels : quelques mouvements fébriles, sueurs nocturnes et surtout sueurs locales occupant la tête seulement. On pouvait même invoquer quelques signes physiques : submatité du sommet gauche, diminution et rudesse du murmure vésiculaire sur quelques points, quelques râles sous-crépitants ressemblant à des craquements secs au niveau de l'épine du même côté. J'ai donc pensé qu'elle était phthisique et je l'ai déclarée phthisique. Mais ma croyance n'est plus devenue qu'une opinion, et, au lieu d'une affirmation, je n'ai plus exprimé qu'un doute quand j'ai vu que cette fille était hystérique. Hystérique, elle l'est certainement ; phthisique, elle l'est peut-être.

L'hystérie peut, sachez-le bien, produire une fausse phthisie. Il en est de même de sa sœur, la chlorose, ainsi que l'a constaté Morton et, plus récemment, Rilliet, et que je vous le signalais moi-même dans mes premières leçons sur la chlorose en 1867. Pour être plus exact, il faudrait dire que c'est l'hystérie combinée à la chlorose, un état mixte de chloro-hystérie qui produit cet ensemble morbide, et cet état mixte, cette association ne doit pas vous surprendre, car plus je cherche entre la chlorose et l'hystérie une ligne de démarcation, moins je la trouve; non pas que l'une des deux maladies produise l'autre et que l'hystérie dépende de l'anémie chlorotique, c'est-à-dire que l'exaltation du système nerveux résulte de l'appauvrissement du système sanguin, mais parce que l'hystérie et la chlorose sont les deux formes extrêmes d'un même état à formes multiples et à formes complexes et qu'elles peuvent être réunies comme les deux parties d'un même tout. Quoi qu'il en soit, ce sont des états mixtes de chloro-hystérie qui simulent très-bien la phthisie au point de rendre difficile et même impossible chez certaines femmes le diagnostic de la phthisie au début. J'ai même vu Trousseau déclarer carrément phthisique une jeune fille qui était simplement chloro-hystérique et l'envoyer à Eaux-Bonnes, où en arrivant elle guérit de ses phénomènes thoraciques par l'effet du changement d'air.

Des phénomènes thoraciques, en effet, certaines hystériques vous en présenteront. Elles auront de la phthisie les signes rationnels et même les signes physiques ou du moins certains signes rationnels et certains signes physiques.

De la toux, elles ne s'en privent pas ; c'est même une toux fatigante par ses quintes ou par sa tenacité.

De l'expectoration, elles en sont plus sobres ; mais

en revanche elles sont plus généreuses en fait d'hémoptysies. Des douleurs thoraciques, elles en accuseront également; elles en auront de spontanées et qui même seront violentes; elles en auront aussi de provoquées à la pression.

Si l'observation des signes rationnels vous conduit à rechercher des signes physiques, vous trouverez à la percussion tantôt une matité circonscrite et persistante à un sommet, particulièrement au sommet droit, tantôt une matité plus étendue et plus fugitive, sur une partie quelconque de la poitrine. L'auscultation vous révèlera de la diminution du murmure vésiculaire, des râles sibilants et sous-crépitants qui à la longue peuvent devenir un peu craquants; parfois de légers frottements pleuraux, plus souvent de l'expiration prolongée même un peu soufflante. Tous ces signes ont pour cause une congestion plus ou moins intense, plus ou moins durable, plus ou moins superficielle, par troubles vaso-moteurs. Quand la congestion dure, les râles deviennent un peu craquants; lorsqu'elle est superficielle il s'y joint un peu de pleurite adhésive. Dans la majorité des cas cependant, il y a beaucoup moins de signes physiques qu'on ne s'attendrait à en trouver d'après l'abondance des hémoptysies, d'après l'intensité de la toux, d'après l'aspect de la malade.

Je dis d'après l'aspect de la malade, car un certain cortége de troubles généraux peut venir se joindre à ces troubles locaux. La malade est pâle ou maigre, quand elle n'est point pâle et maigre en même temps, pâle et maigre au point de provoquer des marques de compassion des bonnes femmes qui la rencontrent et d'exciter les préoccupations du médecin qui la soigne. D'ailleurs toutes les fonctions de l'organisme peuvent être chez elle plus ou moins troublées.

L'estomac, le plus souvent, et le tube digestif avec lui refuse son service : il y a anorexie, une anorexie le plus souvent opiniâtre ; il y a dyspepsie, gastralgie, vomissements, tympanite, diarrhée par moments, mais beaucoup plus souvent constipation. On dirait la dyspepsie de certains phthisiqûes, les vomissements de certains phthisiques et parfois même les symptômes de la phthisie abdominale.

Le cœur ne fonctionne pas mieux : il palpite et même il se dilate. On peut observer ici cette dilatation du cœur droit qui a été signalée comme un des effets de la phthisie. Ce que les battements du cœur perdent en énergie, ils le gagnent en rapidité. Cette rapidité qui augmente le nombre des pulsations du pouls peut même, la chaleur du lit aidant, simuler aux yeux du médecin un mouvement fébrile que le thermomètre confirme rarement, mais qu'il confirme parfois, non pas, il est vrai, avec des caractères d'intensité bien grande et de continuité bien durable.

Les sécrétions sont également troublées, et si d'ordinaire la peau est sèche, parfois aussi, bien que ce soit exceptionnel, elle se couvre de sueurs et ces sueurs peuvent être locales, comme dans la phthisie.

La menstruation est encore plus altérée, et comme dans la phthisie parvenue à une période avancée ces pseudo-phthisiques d'aspect cachectique n'ont plus leurs menstrues.

Quant aux troubles du système nerveux et surtout quant aux douleurs qui compliquent si souvent la phthisie à une période avancée de son évolution, l'hystérie, vous le comprenez, ne s'en fait pas faute, et si la phthisie produit quelques troubles d'innervation, l'hystérie vous en fournira plus encore.

Ainsi donc la ressemblance est parfois frappante et l'hystérie peut offrir au médecin des simulacres de phthisie auxquels se méprennent les plus habiles.

Il y a cependant des signes qui appartiennent en propre à l'hystérie ; il y a d'autres signes qui appartiennent en propre à la phthisie et d'autres qui étant communs aux deux affections se présentent dans chacune d'elles avec des caractères différents.

Et puis, et cette différence me paraît capitale, alors que chaque signe se présente avec des caractères semblables dans l'une et l'autre affection, il y a dans leur groupement, dans leur harmonie, si je puis ainsi dire, des différences tranchées. Les mots sont identiques et les phrases sont différentes.

L'hystérie a ses antécédents de nervosisme souvent héréditaire ; elle a sa boule, ses crises convulsives, ses points d'anesthésie, ses douleurs violentes sous forme de clous, je ne dis pas ses ovaries, car la tuberculisation des ovaires ou des trompes n'est pas rare et produit aussi ses douleurs ; l'hystérie a ses oliguries, elle a ses troubles intellectuels, sa motilité d'esprit, ses pleurs et ses rires sans motifs.

La phthisie a ses antécédents de lymphatisme, de fièvre dite muqueuse, d'otorrhée, de fistule à l'anus ; elle a ses crachats d'aspect purulent à l'œil nu et qui renferment parfois des fibres élastiques à l'examen micrographique ; elle a ses souffles tubaires, ses retentissements de la voix, ses craquements humides, ses matités intenses, en un mot ses signes physiques qui lui sont propres, comme l'hystérie a ses troubles nerveux qui lui sont personnels.

Et dans les symptômes qui leur sont communs, quelles différences souvent ! La toux est variable dans la phthisie, tantôt sèche et fatigante, tantôt humide et amenant l'expulsion de gros crachats. Dans l'hystérie elle peut revêtir des types nombreux dont les principaux se distinguent de la toux des phthisiques, soit par la durée de leurs accès, soit par l'éclat de leur timbre : tantôt en effet elle est régulièrement rhythmique, se répétant sans cesse à des intervalles égaux plusieurs fois par minute pendant des heures entières, de manière à agacer les assistants bien plus qu'à fatiguer les malades ; tantôt elle est quinteuse, sonore, irrésistible et tapageuse comme elle ne l'est jamais dans la phthisie.

L'hémoptysie chez les phthisiques se présente dans deux circonstances principales : au début, par suite de congestions intenses ; à la fin, comme conséquence de rupture d'anévrismes pulmonaires. Dans le premier cas, elle est souvent accompagnée d'un mouvement fébrile et de phénomènes aigus ; elle est dans le deuxième cas précédée de signes de ramollissement. Rien de semblable dans l'hémoptysie des hystériques, que n'accompagnent pas les signes d'un état général grave, pas plus le mouvement fébrile de la phthisie à marche rapide que la cachexie de la phthisie avancée, et qui se produit avec abondance non seulement aux époques menstruelles, mais encore à plusieurs reprises dans l'intervalle de ces époques. L'abondance et la répétition fréquente de l'expectoration sanglante sans signes physiques d'une grave lésion pulmonaire et sans signes rationnels d'une grave maladie générale, tel est le caractère le plus habituel de ces hémoptysies, qui ne sont d'ailleurs soumises à aucune règle fixe. Briquet a insisté sur ce que le sang rendu ainsi par les hystériques est souvent de couleur incarnat non mélangé de mucus et pénétré de bulles d'air, ce qui semblerait indiquer son origine bronchique plutôt que pulmonaire, mais l'hémoptysie des phthisiques peut avoir aussi cet aspect.

Dans l'hystéro-chlorose comme dans la phthisie, la malade est pâle et maigre ; quelquefois cependant la pâleur l'emporte sur la maigreur, ce qui est exceptionnel dans la phthisie ; mais il est rare que sur cette pâleur tranche, comme dans la phthisie, la coloration rougeâtre des pommettes. Ensuite cette maigreur est générale sans qu'il y ait, comme dans la phthisie, des maigreurs localisées, par exemple dans les fosses sus et sous-épineuses et dans la région sous-claviculaire, où ne se produisent pas non plus ces dépressions parfois notables qui ont pour principales causes le tassement du poumon et les adhérences de la plèvre.

L'anorexie est aussi rare dans la phthisie que fréquente dans l'hystérie, et dans cette dernière affection elle peut s'accompagner encore d'un certain degré d'embonpoint, tandis que dans la première elle marche avec une émaciation rapide et avec un mouvement fébrile plus ou moins nettement accusé. Les vomissements, communs aux deux affections, se produisent dans deux conditions différentes : les quintes de toux dans la phthisie, l'ingestion pure et simple des aliments dans l'hystérie en sont les principales causes. La diarrhée peut se rencontrer dans les deux affections, mais elle est très-rare dans l'hystérie et très-fréquente dans la phthisie, tandis que les constipations opiniâtres et sans malaises qui en dépendent sont un des apanages de l'hystérie.

La fièvre existe sans doute dans l'hystérie, mais à titre d'exception, et quand elle existe elle ne dure presque jamais. Dans la phthisie la fièvre est de règle et quand elle s'est allumée il est difficile de l'éteindre; quand je dis que la fièvre est de règle dans la phthisie, je parle seulement de ces phthisies granuleuses sans craquements humides et sans souffle qui sont presque seules susceptibles d'être confondues avec l'hystérie.

Les sueurs, et surtout les sueurs locales, sont exceptionnelles dans l'hystérie, où la peau est ordinairement sèche. Les sueurs et surtout les sueurs locales sont de règle dans la phthisie, surtout aux parties supérieures et notamment à la tête, tandis qu'au contraire dans l'hystérie les sueurs locales occupent de préférence les extrémités des membres.

Les urines dans l'hystérie sont, vous le savez, peu denses, pauvres en urée, pauvres en acide phosphorique; nous avons plusieurs fois, dans des cas de phthisie, constaté que les urines étaient chargées de phosphates.

Enfin ce n'est qu'à une période avancée de la phthisie que les règles se suppriment. C'est dès le début qu'elles disparaissent dans les cas de chloro-hystérie, à tel point que l'aménorrhée a été considérée non comme l'effet, mais comme la cause de la maladie.

Si maintenant, au lieu de considérer chaque symptôme isolément, on examine leurs rapports dans une revue d'ensemble, on s'aperçoit bien vite qu'ils sont coordonnés dans la phthisie, incoordonnés dans l'hystérie.

Dans la phthisie, en effet, la toux, l'hémoptysie, les signes d'auscultation, l'anorexie, la fièvre, les sueurs, l'amaigrissement seront en corrélation plus ou moins exacte; dans l'hystérie, au contraire, vous observerez ensemble l'anorexie et l'embonpoint, la toux et l'anorexie, là toux et l'absence de signes physiques d'auscultation, l'absence de toux et l'hémoptysie, et ces constrastes devront toujours vous faire soupçonner une fausse phthisie d'origine hystérique.

Là où le diagnostic peut devenir difficile, ce sont les cas où l'hystérie et la phthisie se trouvent réunies chez le même sujet, et ces cas ne sont pas très-rares, puisque nous avons actuellement dans le service trois phthisiques qui sont manifestement hystériques : les n°s 4, 8 et 12 de la salle Sainte-Elisabeth. Chez les deux premières, l'hystérie a ses signes propres et la phthisie a ses signes d'auscultation : souffle, craquements humides, gargouillements. Chez le n° 12, en même temps que la boule et les troubles de la sensibilité trahissent l'hystérie, la phthisie est révélée moins par les signes physiques qui sont douteux que par les commémoratifs : fièvre muqueuse, abcès à l'anus. Quant aux sueurs locales de la tête, sueurs nocturnes abondantes et tenaces, quant aux mouvements fébriles à répétitions lentes, ils ne sont pas ici absolument significatifs, mais la phthisie peut les réclamer et faire valoir sur eux des prétentions qui équivalent à des droits. On peut donc, vous le voyez, assez facilement distinguer de l'hystérie phthisiforme la vraie phthisie, et de plus dans les cas où la phthisie et l'hystérie sont associées, sont co-propriétaires du même sujet, on peut par un partage équitable attribuer à chacune ce qui doit lui revenir.

VII

DE L'HYSTÉRIE SIMULANT LES AFFECTIONS UTÉRO-OVARIENNES

Quand vous êtes en présence d'un femme malade, soupçonnez l'hystérie. Qui a dit cela pour la première fois, Messieurs ? Ce n'est pas moi, ce n'est pas un médecin de notre siècle ni de notre pays ; c'est un des plus grands cliniciens du siècle dernier qui a été si fécond en cliniciens, c'est Baglivi : *fœminis suspicandum de affectione hytericâ.*

L'hystérie peut singer toutes sortes de maladies et parmi elles les affections utéro-ovariennes. Je n'aurai pas de peine à vous démontrer aujourd'hui qu'elle peut singer les affections utéro-ovariennes.

Notre n° 8 de la salle Sainte-Elisabeth nous présentait le jour de son entrée les principaux signes rationnels des inflammations utérines et périutérines aiguës. La douleur surtout était très-vive, le ventre très-modérément ballonné supportait difficilement la pression de la main ; la miction était douloureuse ; il y avait constipation et vomissements. Cependant l'examen physique pratiqué intus et extra donnait des résultats tout à fait négatifs.

Messieurs, quand je rencontre une douleur et que je soupçonne une hystérie, je cherche une anesthésie. Notre chef de clinique, M. le docteur Richaud, soumit la malade à l'épreuve des piqûres et vous constatâtes avec quelque étonnement que les deux bras et une grande partie de la surface cutanée étaient insensibles; nous avions trouvé sur la peau de cette femme la signature de l'hystérie.

Vous avez remarqué encore que les piqûres cutanées qui ne provoquaient aucune douleur n'amenaient pour la plupart aucune gouttelette de sang. L'anesthésie et l'absence d'hémorrhagie vont le plus souvent ensemble, tandis que l'hypéresthésie peut être suivie d'hémorrhagie : c'est ce qui est arrivé chez notre malade. A notre seconde visite plus de douleur ni de phénomènes utérins. A notre troisième visite nous constations chez elle une métrorrhagie assez abondante et sans caillots survenue avant l'époque ordinaire de la menstruation; l'hémorrhagie était, comme la pseudométrite, un effet de l'hystérie.

Un peu avant que notre n° 8 nous simulât ainsi une métrite aiguë, une autre malade nous simulait une métrite chronique. C'était le n° 17, une femme mariée, mère de cinq enfants, qu'un confrère de la ville nous avait adressée pour la guérir de sa métrite par un pansement local. Cette femme souffrait beaucoup de l'utérus et de l'ovaire gauche; son utérus était un peu volumineux, ce qui devait être après ses nombreuses grossesses; peut-être y avait-il quelque tuméfaction légère de l'ovaire endolori, c'est là un point, vous le savez, fort difficile à déterminer, mais ce qui est certain c'est que le col était mobile, régulier de forme et de couleur; sa surface était saine et de son orifice ne s'écoulait absolument aucun liquide. Cette femme n'a pas tardé d'avoir la boule et une crise d'hystérie simple; son affection utérine pour laquelle on la traitait depuis quelque temps, et on l'auraît peut-être traitée longtemps encore, n'était autre chose que l'hystérie. Le repos auquel elle était soumise et les remèdes qu'on lui faisait prendre pouvaient avoir pour elle quelques inconvénients; je ne leur reconnais pas d'utilité possible.

L'opinion longtemps classique était que l'hystérie prend sa source dans l'appareil génital interne de la femme et que les affections utéro-ovariennes sont les causes de l'hystérie. A cette opinion je souscrirai encore dans certaines limites, dans des limites, il est vrai, très-restreintes. L'hystérie est un tempérament; une cause locale ne peut par conséquent pas la produire, mais une cause locale est parfois pour ses manifestations une cause occasionnelle et peut les faire éclater, une lésion locale amène sur la partie affectée les manifestations hystériques. C'est ce que Brodie a parfaitement établi dans son livre sur les hystéries locales. Mais parmi toutes les causes locales, celles qui ont le plus de puissance pour provoquer des phénomènes hystériques et qui peuvent même être causes occasionnelles d'hystérie générale, ce sont les troubles morbides de l'appareil utéro-ovarien, comme Briquet le démontrait récemment encore dans sa dernière communication académique.

Voilà donc un côté de la question : les affections utéro-ovariennes et en particulier les troubles menstruels peuvent provoquer des phénomènes hystériques. Cette influence, pour avoir été exagérée, n'en reste pas moins établie.

Mais voici l'autre côté de la question : l'hystérie a sur le système génital interne des localisations qui peuvent simuler les affections utéro-ovariennes.

L'hystérie détermine dans l'appareil utéro-ovarien

des troubles divers qui peuvent rester isolés ou se combiner entre eux.

Les troubles de la sensibilité se montrent sous forme de douleurs, soit spontanées, soit provoquées. Il y a ainsi des douleurs ovariennes et des douleurs utérines.

La douleur ovarienne ou ovarie est, vous le savez, tellement importante que, à la suite de Schutzenberger et de Charcot, l'école moderne en fait un des symptômes principaux de l'hystérie. Briquet, par contre, n'admettait pas que par la compression abdominale on provoque réellement une douleur ovarienne. Peut-être y a-t-il sous ce rapport de l'exagération de part et d'autre, surtout du côté de Briquet. Ce qui est vraiment important dans l'hystérie, c'est moins l'ovarie qu'une douleur très-vive provoquée sur un point limité par la pression du doigt. Ces points si particulièrement sensibles, on les rencontre souvent à l'abdomen, mais assez souvent à une partie plus élevée que l'ovaire et à une partie beaucoup plus superficielle, dans la paroi cutanée ou musculaire. Au n° 1 de la salle Ducros, nous avons un sujet atteint de grande hystérie qui saute et pousse un cri chaque fois qu'on lui touche un point déterminé de l'abdomen ; ce point est dans l'avant-dernier espace intercostal droit et ce sujet c'est un homme ; il est vrai que nous n'avons pas déterminé de crise convulsive en provoquant cette douleur comme on le fait quelquefois pour l'ovarie. D'ailleurs chez les femmes grasses on provoque souvent des douleurs analogues à l'ovarie sans arriver jusqu'à l'ovaire. Cependant ces douleurs ovariennes existent : on peut, chez les femmes maigres à paroi abdominale lâche, arriver jusqu'à l'ovaire et en le comprimant faire naître une douleur ; on peut aussi, quand l'utérus est bas et dévié, y arriver par le toucher vaginal et exciter ainsi la même douleur. Cette douleur provoquée par le contact de l'ovaire, voilà déjà ce qui peut faire supposer l'existence d'une affection ovarienne qui n'existe pas.

La douleur provoquée par le contact du doigt, nous la retrouvons plus rarement du côté de l'utérus, soit par la pression sur le fond de l'organe, ce qui est rare et échappe au contrôle des autres procédés d'observation, soit par la pression sur le col de l'organe, et alors vous avez deux moyens d'éliminer l'affection utérine : le premier c'est que cette douleur est provoquée non pas indifféremment par la pression d'un point quelconque du col, mais par la pression d'un point très-limité du col ; le second c'est que sur ce point l'œil peut constater qu'il n'y a ni gonflement ni rougeur.

L'hystérie peut encore provoquer du côté de l'utérus des troubles sécrétoires. Cahen avait signalé il y a quelques années ce fait que certaines leucorrhées sont d'origine névrotique. Je puis ajouter aujourd'hui que certaines leucorrhées sont d'origine hystérique. Je crois pouvoir porter sur le compte de l'hystérie deux ordres de leucorrhées : l'une est aqueuse, abondante et transitoire ; l'autre est épaisse, visqueuse, grumeleuse. Ces deux leucorrhées se distinguent par deux caractères : d'abord elles sont capricieuses dans leurs allures, c'est-à-dire dans leur apparition, leur abondance, leur disparition, se montrant par périodes variables mais conservant d'ordinaire le même aspect pendant toute leur évolution ; en second lieu elles ne s'accompagnent d'aucune lésion révélée par l'examen de l'utérus et du vagin. Je ne puis apprécier exactement la fréquence de ces leucorrhées parce que l'examen des parties suspectes fait souvent défaut, mais je ne les crois nullement rares et je les suppose d'origine vaginale et vulvaire bien plus qu'utérine. Cette fréquence n'a rien d'ailleurs de bien étonnant pour ceux qui se rappellent combien les désirs sexuels et les émotions agissent sur les sécrétions glandulaires de cette région. Il y a des hystériques qui pleurent en abondance ; il y en a qui urinent beaucoup à la fois ; il y en a enfin, puis-je le dire ? qui pleurent par la vulve. Quand vous constatez une leucorrhée, songez d'abord à un catarrhe utéro-vaginal ; mais si l'examen local vous donne des résultats négatifs, méfiez-vous de l'hystérie.

L'hystérie, d'ailleurs, en fait bien d'autres. Elle provoque non seulement des troubles sécrétoires, mais encore, plus facilement et plus fréquemment, des troubles circulatoires, des métrorrhagies. H. Huchard a publié un mémoire très-démonstratif sur les métrorrhagies d'origine nerveuse. Beaucoup de ménorrhagies n'ont pas d'autre cause, et parmi elles il en est un certain nombre d'origine hystérique. Ce nombre, je ne cherche pas à le préciser, car les causes d'erreur ici ne manquent pas : des métrites profondes, des fibromyomes, des états diathésiques, des causes locales et des causes générales qui souvent nous échappent peuvent provoquer des hémorrhagies utérines qu'il ne faut pas imputer toutes à l'hystérie, mais l'hystérie en produit, et ces hémorrhagies hystériques ont, à mes yeux, un triple caractère : elles n'attendent ordinairement pas, pour se montrer, l'époque régulière de la menstruation ; ce sont, permettez-moi cette antithèse, des règles irrégulières ; de plus, elles alternent parfois avec des menstruations insuffisantes ; enfin elles sont le plus souvent accompagnées ou précédées de douleurs vives, de douleurs même violentes et que n'explique aucune déviation ni aucune inflammation de l'organe.

Les trois ordres de phénomènes utéro-ovariens que je viens de vous indiquer dans l'hystérie peuvent être non-seulement isolés, mais combinés deux à deux ou réunis tous ensemble sur le même sujet. C'est la douleur qui le plus souvent s'associe aux deux autres : douleur et leucorrhée, hémorrhagie et douleur, douleur persistante accompagnée tantôt de leucorrhée et tantôt d'hémorrhagie. Voilà ce que vous pourrez rencontrer dans cette affection et alors cette association de symptômes vous imprimera forcément dans l'esprit l'idée d'une véritable maladie de l'appareil génital interne, idée rationnelle d'ailleurs et que vous devez repousser à deux conditions seulement : 1° que des examens réitérés ne vous aient montré absolument aucune lésion ; 2° que le sujet présente sur d'autres points du corps ou dans l'ensemble de ses allures des signes manifestes d'hystérie.

Mais ces phénomènes morbides provoqués par l'hystérie peuvent dépasser les limites de l'utérus et de l'ovaire et s'étendre dans le voisinage.

Il peut se produire alors des accidents aigus de péritonisme, des accidents chroniques de péritonite locale.

Vous avez eu chez notre malade du n° 8 un faible échantillon des premiers. Cette malade avait en effet depuis plusieurs jours des vomissements répétés ; il y avait chez elle un certain contraste entre la température centrale et celle des extrémités ; les douleurs abdominales étaient très-vives et ma première pensée fut que nous pouvions nous trouver en présence de quelque étranglement herniaire, aussi ai-je chez elle porté la main vers l'arcade crurale avant de palper l'ovaire. Vous avez remarqué cependant que chez elle le facies n'était pas grippé, qu'il n'y avait pas de fièvre et très-peu de ballonnement du ventre ; le péritonisme était ici fort incomplet. Il en est d'ailleurs généralement ainsi dans les cas de péritonisme hystérique : un certain désaccord entre les symptômes, entre la douleur, par exemple, qui est violente, et la température qui est normale, ou bien entre le ventre qui est ballonné et le facies qui n'est pas grippé, ou bien entre le ventre qui n'est pas ballonné et les vomissements qui sont opiniâtres, entre l'hypéresthésie cutanée qui est très-vive à l'abdomen et l'hypéresthésie profonde qui est très-modérée, voilà un caractère remarquable du péritonisme hystérique que je ne suis pas d'ailleurs le premier à signaler et sur lequel tout récemment H. Huchard appelait l'attention dans un très-intéressant travail où il traite des rapports de l'hystérie avec divers états morbides. C'est là encore ce que les Anglais ont appelé *spurious peritonitis*.

Dans ces cas aigus, sauf le ballonnement du ventre, qui n'est pas constant, la malade a de la péritonite les signes rationnels, elle n'en a pas les signes physiques ; mais, dans certains cas chroniques, elle a de la péritonite et les signes rationnels et les signes physiques. Non-seulement la malade souffre et vomit, mais encore son ventre se ballonne et se durcit, se ballonne dans les parties supérieures, se durcit dans les parties inférieures. Quelquefois on perçoit dans l'abdomen un mélange de distension gazeuse et de produits solides au milieu desquels on peut percevoir la demi-fluctuation que donnent des liquides épais ou fortement entourés. Ces filles-là sont d'ordinaire très-mal réglées ou atteintes d'aménorrhée ; je ne serais pas étonné qu'il se produisît, dans ces cas, des hémorrhagies menstruelles intrà-abdominales provoquant autour d'elles des points de péritonite circonscrite. C'est ce qui expliquerait les soubresauts dans la marche que présentent ces états chroniques ou du moins les aggravations subites qu'on peut y constater ; mais il faut qu'il y ait autour des noyaux hémorrhagiques certaines atmosphères congestives, car quelquefois aussi l'affaissement du ventre est remarquablement rapide.

La durée de ces états morbides est singulièrement variable. J'en ai vu qui évoluaient en moins de quinze jours et revenaient de temps en temps chez la même hystérique : au bout de deux ou trois jours de douleurs on constatait la tuméfaction que je vous ai signalée avec ses trois éléments : gazeux, solides et liquides, puis, sans traitement, tout rentrait dans l'ordre. J'en ai vu, par contre, chez une autre hystérique de premier choix, qui ont duré neuf ans pour disparaître d'une manière, je ne dirai pas complète, mais probablement complète, car je n'ai pas examiné la malade depuis quelque temps, mais elle se considère comme tout à fait guérie, sans remède physique ni moral, et je ne la vois plus que dans la rue. Pendant les derniers temps où je la soignais, les recrudescences devenaient tout à la fois moins fortes et plus rares.

Dans un autre cas, au lieu de cette terminaison par résolution, j'ai observé la terminaison par suppuration et par écoulement de sanie fétide pendant la défécation.

Sauf la suspension menstruelle au lieu de l'hémorrhagie et les résultats fournis par l'exploration vaginale qu'il ne m'a pas été donné de pratiquer, cette péritonite des hystériques resssemble trait pour trait à l'hématorèle rétro-utérine, dans laquelle je ne suis pas convaincu d'ailleurs que l'élément névropathique ne joue pas un certain rôle, sinon le principal rôle. Quoi qu'il en soit, d'ailleurs, de ce détail, l'exposé que je viens de vous faire suffira, je pense, à vous prouver que l'hystérie peut reproduire ou simuler les affections utéro-ovariennes, mais que cependant elle se trahit toujours par quelques-uns de ses caractères propres et que, quelque bien affublé qu'il soit, on peut arriver à reconnaître le loup sous l'habit du berger et le geai sous les plumes du paon.

VIII

ARTHROPATHIES DANS L'HYSTÉRIE

Je vous parlais dernièrement, Messieurs, des arthropathies dans l'ataxie ; je vous les montrais profondes et non douloureuses, produisant plus d'altérations dans la nutrition des os que de désordres dans les mouvements des muscles, se résumant en des troubles trophiques bien plus qu'en des troubles de la motilité et de la sensibilité. Comme contraste avec cette arthropathie des ataxiques qui est une arthropathie vraie, je veux vous montrer aujourd'hui une autre arthropathie d'origine nerveuse, une arthropathie fausse qui n'a de l'arthropathie que l'apparence séméiotique et non les lésions anatomiques, qui, règle générale, frappe les muscles et respecte les os, ne modifie en rien la nutrition des tissus, ne produit pas de troubles trophiques, mais altère la sensibilité et la motilité ; contraste frappant qui est habituel mais non pas nécessaire, qui fait défaut dans des cas exceptionnels, comme pour montrer que ces affections, si opposées en apparence, mais en réalité toujours différentes par leurs allures et par leurs génie, individualités toujours distinctes, appartiennent cependant à la même famille. C'est aussi une névropathie, c'est plus que tout autre une névropathie que l'arthropathie hystérique.

Une femme jeune encore, assez souvent une petite

fille, parfois même un petit garçon, se plaint d'une douleur violente qui a son siége au niveau d'une articulation dont elle occupe le plus souvent le côté externe. Cette douleur, variable dans sa forme, tantôt lancinante, tantôt pulsative ou térébrante, est dans sa marche rémittente avec exacerbations ; mais, phénomène remarquable, elle ne trouble pas le sommeil et reparaît avec un regain d'intensité au réveil de la malade. Le moindre mouvement la provoque ; une pression superficielle et légère suffit souvent pour l'exaspérer, tandis qu'une pression forte et profonde peut la calmer.

Bientôt à ces troubles de la sensibilité vient se joindre un trouble de la motilité ; tout mouvement volontaire est impossible, tout mouvement provoqué devient difficile, car il s'est produit une rigidité qui maintient le membre dans une attitude fixe.

Ce trouble de la motilité entraîne à son tour un vice dans l'attitude, et ces attitudes vicieuses simulent à s'y méprendre celles qu'on observe dans les maladies articulaires primitives, dans les coxalgies, par exemple. Fait singulier, ces attitudes vicieuses sont facilement rectifiées pendant le sommeil chloroformique, mais ce procédé de diagnostic ne peut devenir un moyen de traitement, car au réveil le membre affecté reprend son attitude vicieuse.

Ces phénomènes morbides, une fois produits, persistent des mois et des années, transformant en infirmes des femmes jeunes et saines en apparence, sans que pendant cette longue durée de la maladie on voie survenir dans les environs de l'articulation affectée le moindre signe d'inflammation suppurative des parties molles, la moindre déformation des extrémités osseuses et même la moindre atrophie des muscles environnants ; sans que l'organisme se prête à la moindre affection viscérale d'origine diathésique, sans que le prolongement du mal fasse dépérir la malade, qui, par contre, assez souvent, sous l'influence du repos forcé, engraisse outre mesure et présente une excellente mine.

Il se produit, en revanche, des phénomènes concomitants qui doivent éveiller l'attention du praticien : des crises convulsives, des ovaries, des troubles psychiques, des douleurs diverses, des anesthésies profondes qui siégent de préférence au membre affecté. Le tempérament hystérique s'accuse toujours par quelque autre symptôme ; seulement il est des cas où les symptômes concomitants se font chercher, par exemple quand ils se résument en des anesthésies. Il y a même parfois certains symptômes qui peuvent égarer le diagnostic : ce sont des rougeurs, des œdèmes, des troubles vaso-moteurs divers que l'on pourrait prendre à première vue pour des inflammations de voisinage. Il y a parfois aussi cette trémulation convulsive que l'on rencontre ici comme dans les altérations organiques de la moëlle auxquelles elle fait songer.

Notez encore la marche spéciale de ces affections, le début brusque du mal dans certains cas et parfois sa disparition rapide précédée d'un état indéfiniment stationnaire et suivie de récidives plus ou moins complètes. Un jeune garçon de ma clientèle resta six mois au lit pour une douleur à la hanche qui l'empêchait de marcher, puis un beau jour il se leva et presque aussitôt il marcha sans peine ; une petite fille resta quinze jours pour le même mal au repos absolu, puis elle se sentit tout à fait bien, mais bientôt après elle recommençait.

Telle est, en général, et considérée dans un aperçu d'ensemble, l'affection que pour la première fois en 1837, dans ses lectures, Brodie signala sous le nom de maladie articulaire hystérique, opinion que Barwel partagea dans son ouvrage sur les maladies des jointures, publié à Londres en 1865, et que plus récemment James Paget a soutenue dans ses leçons cliniques sur la simulation nerveuse d'affections organiques.

En France, Robert, dans sa clinique chirurgicale, Verneuil, dans la *Gazette hebdomadaire*, Gosselin, dans les Archives, Blum, dans sa thèse de concours, Trélat, dans la *Gazette des Hôpitaux*, Charcot, à maintes reprises, ont étudié et élucidé cette affection.

En Allemagne, après une description clinique de Stromeyer, on voit sur cette maladie des discussions pathogéniques plus ou moins confuses : Wernher paraît confondre avec elle les ostéites épiphysaires des adolescents, rejetant la doctrine d'une affection hystérique ; Meyer et Esmarch en font des névralgies périphériques, tandis qu'un peu mieux inspiré, Berger de Breslau crée, pour la désigner, le mot d'arthronévralgie. Les notions cliniques, résumé des données acquises par l'école française et dont je viens de vous faire l'exposé succinct, sont plus positives et vous seront plus profitables que toutes ces discussions.

Mais, après vous avoir esquissé la maladie dans son ensemble, il faut que je vous en indique les principales variétés.

La coxalgie hystérique, telle est la plus remarquable, je n'oserai dire la plus commune, car, dans une statistique peut-être un peu suspecte d'Esmarch, nous trouvons 38 fois l'articulation du genou pour 18 fois seulement celle de la hanche.

En voici un exemple que j'emprunte à la thèse de Blum et qui a été observé par Léon Le Fort.

Une jeune femme de 18 ans a senti en montant un escalier une crampe de la jambe à la suite de laquelle la jambe a conservé de la faiblesse et de l'engourdissement. A son entrée à l'hôpital, on trouve le membre dans la rotation en dehors, la cuisse légèrement fléchie sur le bassin ; la marche est difficile et douloureuse et les douleurs se font sentir surtout dans la région de la hanche. On ne peut ramener le membre dans sa position normale. Cependant la fraîcheur de la malade éloigne l'idée d'une affection diathésique. On a recours au chloroforme ; pendant le sommeil on constate l'intégrité absolue des mouvements, la roideur musculaire a disparu et l'articulation paraît saine. Au réveil, la malade a une légère attague d'hystérie et la contracture reparaît avec la déviation du membre. On essaye l'électricité sans succès. Pendant un autre sommeil anesthésique on place un appareil plâtré, mais le plâtre ne résiste pas à l'effort des muscles. On place l'appareil de Bonnet, puis un appareil plâtré plus solide où la malade reste deux mois au bout desquels elle sort fortement améliorée.

Voici maintenant le résumé de deux cas qui appartiennent à Trélat :

Dans le premier, la malade avait été observée par Anger qui, après l'avoir chloroformisée, diagnostique une coxalgie hystérique, ordonne des bains et l'électricité ; puis elle passa dans le service de Desprès, qui considéra la maladie comme une arthrite et appliqua des pointes de feu. Elle roulait ainsi les hôpitaux. A son arrivée dans le service de Trélat, elle a l'apparence d'une bonne santé, elle est très-grasse, trop grasse même, mais d'une faible musculature. Elle se plaint de douleurs à la hanche, même au toucher, et déclare ne pouvoir se tenir debout. Cependant si on examine ce gros corps mollasse, après lui avoir fait prendre une attitude correcte on constate que les deux membres inférieurs ont la même longueur et peuvent prendre une attitude symétrique, que les talons s'affleurent, que les deux côtés du bassin sont situés sur le même plan, qu'il n'y aucune ensellure, que la peau des fesses, des cuisses et des mollets touche parfaitement le plan du lit; avec ou sans chloroforme on peut faire jouer en tous sens l'articulation de la hanche. D'autre part, les douleurs de la hanche sont, non pas profondes, mais superficielles, exaspérées par le moindre attouchement; il y a au membre inférieur gauche une hypéresthésie qui fait qu'un simple contact peut produire l'effet d'une décharge électrique, tandis que la malade est hémianesthésique du côté droit. Voilà l'état morbide suffisamment caractérisé.

L'autre malade de M. Trélat est également une grosse femme de trente-trois ans ; elle était entrée dans le service une première fois pour se débarrasser d'une douleur de la hanche à la veille d'un mariage qui n'a jamais eu lieu. Cette douleur était survenue brusquement après que la femme eut été frôlée dans la rue. Depuis lors elle avait roulé divers services, entre autres celui de Bernutz qui, la considérant comme hystérique, lui avait donné le bromure de potassium à la dose de 8 grammes et le laudanum jusqu'à 60 gouttes. Comme la précédente, elle ne pouvait se tenir debout. Trélat sut la forcer à prendre dans son lit une attitude normale ; il reconnut la longueur égale et la symétrie des membres inférieurs, rapprocha la cuisse du thorax et lui imprima des mouvements d'abduction. A la suite de ces manœuvres, elle éprouva une amélioration sensible.

La facilité des manœuvres et l'absence d'attitude vicieuse unies à la difficulté de mouvoir spontanément la hanche prouvaient qu'il s'agissait ici, dans un cas d'hystérie, d'une coxalgie paralytique, tandis que la position vicieuse et la nécessité de recourir au chloroforme pour la faire cesser démontrent l'existence d'une coxalgie spasmodique dans l'hystérie.

Le *genu valgum* et le pied bot *varus équin,* voilà encore deux variétés d'arthropathie que l'hystérie produit quelquefois, mais généralement à un moindre degré. Je n'y insiste pas, car ce sont là, malgré les apparences, non pas des arthropathies mais des contractures.

Savez-vous cependant ce qui arrive parfois lorsque le mal est intense et persiste longtemps ? Vous vous attendez peut-être à ce qu'il cesse brusquement comme il est venu. Détrompez-vous. Il devient incurable parce que des désordres matériels se sont ajoutés aux troubles de l'innervation. Ainsi à côté des cas comme celui de la fille Etchevery, qui guérit subitement après être restée contracturée pendant sept ans, comme l'ont constaté Bourneville et Voulet, il y a des cas comme celui d'une malade chez qui Brodie avait diagnostiqué une contracture hystérique et qui présentait cinq ans après à l'examen de Brown-Séquard des douleurs et des craquements dans l'articulation.

Des lésions anatomiques n'ont pas seulement été trouvées à l'examen clinique, mais encore constatées dans les nécropsies. Il y a par exemple une observation de contracture hystérique ancienne qui est due à

Bourneville et Voulet, où l'on trouva à l'autopsie, indépendamment d'une sclérose des cordons latéraux et d'une altération des racines antérieures des nerfs rachidiens, une atrophie du tissu osseux avec conservation de la forme et du volume de l'os, mais accroissement de la cavité médullaire ; l'humérus, principalement affecté, fut brisé par le poids du corps lorsqu'on transporta le cadavre sur la table d'amphithéâtre.

L'observation de Bœckel, publiée dans la *Gazette médicale de Strasbourg* en 1870, est encore plus remarquable.

Une institutrice âgée de 28 ans, fortement hystérique, avait eu à 22 ans des douleurs vives dans la hanche qui cependant ne l'empêchaient pas de marcher. Au bout de quatre ans elle dut s'aliter. A cette époque la hanche était le siége de douleurs incessantes, sans gonflement ni déformation du membre, avec conservation de l'embonpoint et même d'un teint légèrement rosé. Pendant le sommeil chloroformique des mouvements furent sans difficulté dirigés dans tous les sens et il n'y eut ni frottements articulaires ni résistance musculaire. Le diagnostic coxalgie hystérique fut porté. L'application d'un appareil inamovible n'eut qu'un résultat momentané. Les douches froides qui avaient réussi dans un cas d'arthropathie hystérique du cou-de-pied n'eurent aussi qu'un effet provisoire. Ces douleurs prolongées finirent par pâlir et amaigrir la malade qui, voyant les heureux effets d'une amputation de cuisse chez une enfant atteinte de périostite phlegmoneuse, exigea la désarticulation de la cuisse et fut guérie.

Les nerfs étaient intacts ; les muscles avaient subi un commencement de dégénérescence graisseuse ; mais la lésion portait surtout sur les os et les cartilages. Le scalpel pénétrait facilement dans les condyles du fémur qui présentaient une atrophie graisseuse très-avancée. Dans la moitié inférieure de l'os, le tissu médullaire était jaune paille, très-raréfié, offrant au microscope des gouttelettes de graisse, des leucorytes et des cellules multiples. Le cartilage de la tête fémorale était également affecté, les cellules cartilagineuses étaient en voie de prolifération, mais les jeunes cellules étaient parsemées de gouttelettes graisseuses. Les cartilages du genou présentaient les mêmes lésions à un degré plus avancé encore; la rotule était fortement raréfiée; l'article était dans un état d'ankylose fibreuse qui ne permettait pas les plus légères tentatives de flexion sans qu'on arrachât les ligaments latéraux.

Le diagnostic de ces affections, facile à une période avancée du mal peut, au contraire, présenter au début de grandes difficultés, surtout pour l'articulation de la hanche, d'autant plus qu'il y a des cas où une lésion articulaire vraie détermine secondairement des contractions et des douleurs réflexes et qu'il y a également des cas de névralgies articulaires, tels que celui de Mayo où à l'autopsie, on découvrit des névromes des racines postérieures des nerfs rachidiens.

Le diagnostic avec les arthrites vraies peut être d'autant plus difficile que quelquefois il y a à la suite des arthrites certains troubles nerveux locaux sur lesquels, dans sa thèse, Descosse, élève de Gaujot, a récemment attiré l'attention.

Ces troubles, probablement produits par des névrites ascendantes, sont de trois ordres : deux obscurcissent le diagnostic, le troisième l'éclaire.

Ceux qui obscurcissent le diagnostic sont d'abord des

troubles de la sensibilité, telle est l'hypéresthésie du début : les deux pointes du compas de Webert, qui à l'état sain ne sont senties distinctes qu'à cinq centimètres, le sont quelquefois ici à deux et demi. L'hypéralgésie est prouvée par la vivacité des réflexes, une simple piqûre suffit quelquefois pour provoquer des contractions fibrillaires. Il y a aussi des névralgies, notamment la névralgie crurale dans l'arthrite du genou. A une période plus avancée, on peut rencontrer par contre l'anesthésie et l'analgésie, l'abolition de la sensibilité tactile et de la sensibilité à la douleur.

Du côté de la motilité, on peut rencontrer, comme dans l'hystérie, des paralysies et des contractures, ce qui peut augmenter encore l'embarras du praticien.

Enfin, comme trouble trophique, l'atrophie musculaire tantôt rapide, tantôt tardive, quelquefois au bout de quelques jours, quelquefois au bout de deux mois.

Ce dernier phénomène, qui manque dans l'hystérie, éclaire le diagnostic. Il faut tenir compte pour les autres de l'évolution régulière, du passage de la surexcitation à la faiblesse, tandis que dans l'hystérie c'est tantôt l'excitation qui prédomine et tantôt la faiblesse, mais le même phénomène une fois produit persiste ordinairement jusqu'à la fin.

En dehors de ces moyens, l'absence de gonflement, l'absence de chaleur locale, l'état général du sujet, les conditions d'âge et l'étiologie en général, enfin dans les cas graves et embarrassants l'examen chloroformique, voilà les principaux éléments de diagnostic.

Quant au traitement, il ne faut compter sur aucun moyen. Cependant les applications d'aimant, l'électricité, la morphine en injections, la métallothérapie, les appareils inamovibles devront être essayés, concurremment avec le traitement général, qui doit se proposer ni plus ni moins que de refaire le tempérament de la malade par les distractions, le régime, l'exercice et l'hydrothérapie.

IX

PHÉNOMÈNES CUTANÉS DANS L'HYSTÉRIE

Vous me demandiez, Messieurs, si les plaques érythémateuses que présente aux avant-bras notre hystérique du n° 3 sont produites par l'hystérie. Je vous ai répondu et je vous réponds encore : je n'en sais rien. Ce n'est pas certain du tout ; c'est cependant possible et fort possible.

Ce n'est pas certain du tout parce que tous les phénomènes morbides qui se produisent chez une hystérique n'appartiennent pas fatalement à l'hystérie. C'est cependant possible parce que j'ai vu des éruptions analogues chez d'autres hystériques.

Ici les phénomènes cutanés ont passé par trois phases distinctes : il y a eu d'abord des plaques tout à fait analogues à celles de la roséole, légèrement prurigineuses, sans antécédents syphilitiques au moins récents ; elles ont occupé divers points du corps, principalement le tronc, pour disparaître au bout de quelques jours. En second lieu, aux avant-bras ont apparu des érythèmes en plaques irrégulières des dimensions de un à deux francs, tantôt plats, tantôt presque aussi saillants que des urticaires, tantôt simplement rouges, tantôt légèrement squameux, d'abord indolents puis accompagnés d'un léger prurit, spontanés et non provoqués par la pression, s'effaçant au bout de quelques jours pour revenir à plusieurs reprises, et alternant avec des troubles nerveux viscéraux, notamment avec des palpitations et des vomissements. En troisième lieu, l'érythème des avant-bras a, chez notre malade, été remplacé par de petites plaques de desquamation épithéliale de la pomme de la main, plaques plus persistantes comme j'en ai observé chez des arthritiques, mais comme j'en ai rencontré aussi chez des sujets qui ne l'étaient pas ; or, ce serait ici la première manifestation de l'arthritis. En l'absence de tout antécédent diathésique, vous pouvez donc supposer que ce sont là des troubles trophiques de l'hystérie. Supposez-le, si vous le voulez, mais ne l'affirmez pas ; ne le niez pas non plus ; restez dans ce doute vigilant qui attend et qui recherche de nouveaux faits pour s'éclairer.

En attendant ces faits nouveaux, je vais vous résumer ce que m'ont appris les faits anciens. Il est bien entendu que nous ne devons pas être ici trop affirmatifs. De ce que certaines éruptions se sont produites chez des sujets hystériques, il serait au moins prématuré de conclure que ces éruptions elles-mêmes sont hystériques ; mais, étant connue l'influence aujourd'hui démontrée du système nerveux en pathologie cutanée, il serait encore plus téméraire de déclarer que ces éruptions observées chez des sujets hystériques ne sont pas hystériques et ne peuvent pas l'être. Rappelez-vous que l'hystérie, quand elle s'est emparée d'un sujet, ne l'abandonne pas volontiers aux autres influences morbides, et que l'hystérie, qui produit beaucoup de phénomènes morbides, préserve souvent de ceux qu'elle ne produit pas.

Parmi les éruptions cutanées que j'ai rencontrées

chez les hystériques, en première ligne figurent les érythèmes. J'en ai observé de trois ordres : d'abord des érythèmes simples et fugitifs, surtout à la suite d'émotions morales ou à l'approche des règles. En second lieu, des érythèmes spéciaux provoqués par la pression des doigts : il s'agit ici d'un phénomène analogue à la raie dite méningitique, à cette raie que nous provoquons dans la fièvre typhoïde, dans l'ictère, et en général dans tous les cas où pour une cause quelconque les capillaires cutanés manquent de tonicité ; il arrive que chez les hystériques se forme alors une raie blanche assez longuement persistante, et la raie rouge tarde longtemps à se montrer ; j'ai vu chez l'une d'entre elles le phénomène se produire d'une façon relativement permanente sur une partie du trajet qu'avait parcouru mon doigt et tout à fait fugitive sur le reste de ce trajet ; j'ai même observé un cas où ces deux parties, qui avaient ainsi réagi d'une manière différente, étaient séparées par une troisième partie qui n'avait pas réagi du tout. Il y a donc là chez certaines hystériques non pas, comme dans les autres affections, une modification générale du système capillaire, mais des dispositions locales qui sont spéciales à l'hystérie. Ces lignes rougeâtres laissées par la pression du doigt sont le rudiment du phénomène signalé dernièrement chez les sujets dits autographiques. Ainsi, chez une femme dont Dujardin-Beaumetz a rapporté l'histoire à la Société médicale des Hôpitaux en 1879, le nom restait tracé sur la peau pendant quatre à cinq heures en formant une saillie de deux millimètres. Vous avez pu lire dans le *Marseille médical* un mémoire du Dr Chouet sur ce phénomène qui n'appartient pas en propre à l'hystérie. En troisième et dernier lieu, j'ai rencontré chez des hystériques certains érythèmes assez voisins de l'urticaire. Ils se développaient spontanément, précédés par un peu de fièvre ou d'agitation, ou par une recrudescence dans les phénomènes hystériques habituels à la malade, accompagnés de troubles de la sensibilité, anesthésies ou douleurs au voisinage des points affectés; ils se produisaient sous forme tantôt de petites élevures, tantôt de plaques plus ou moins étendues et très-modérément prurigineuses ; ils occupaient de préférence les membres et surtout la face dorsale des avant-bras, quelquefois le dos, rarement le visage.

Si en réalité l'érythème hystérique est fréquent dans son apparition et varié dans ses formes, l'eczéma hystérique est, par contre, exceptionnel. Je n'en ai observé ou reconnu qu'un seul exemple ; il a persisté pendant plus d'un an, et il occupait exclusivement l'oreille gauche. Etait-ce bien là un eczéma hystérique ? A cette question, je réponds : je n'ai jamais observé dans d'autres maladies ou sous d'autres influences l'eczéma d'une seule oreille persister pendant plus d'un an sans envahir d'autres points, et surtout l'oreille du côté opposé ; ensuite, cet eczéma, qui avait eu une période d'état très-prolongée, eut une période de déclin très-rapide. Enfin, chez cette fille éminemment hystérique, l'eczéma apparut entre des hématémèses et divers phénomènes d'hystérie convulsive auxquels il succéda, et des troubles intellectuels de nature hystérique qui lui succédèrent.

Déjà, il y a quelques années, j'avais rencontré des plaques d'eczéma chez une hystérique ; mais, dans cet autre cas, je suis porté à exclure l'influence de l'hystérie. C'était chez une jeune fille de dix-huit ans, de race arthritique, atteinte presque à la fois d'eczéma, de chlorose et d'hystérie. L'eczéma occupait à la fois les coudes et le voisinage des genoux ; il était par plaques multiples et au voisinage des articulations, comme c'est la règle dans les cas d'arthritis ; de plus, l'eczéma dura plus longtemps que la chlorose, qui elle-même dura plus longtemps que les troubles hystériques de la sensibilité, dont l'apparition fut non pas primordiale, mais en quelque sorte accidentelle.

En 1877, Castex avait signalé, dans la *Revue médicale,* des rougeurs, des inflammations et des exulcérations de la peau survenues chez une hystérique. Ces phénomènes, que Castex avait observés réunis chez le même sujet, je les ai rencontrés chez des sujets différents. Je vous ai mentionné la rougeur ou érythème ; je viens de vous indiquer l'inflammation ou eczéma ; j'ai à vous signaler aussi plus que l'ulcération, un véritable ulcère, qui chez une hystérique occupa pendant plusieurs années la partie antérieure de la jambe gauche dans une étendue de quatre à cinq centimètres de long sur deux centimètres de large, superficiel, présentant l'aspect d'une plaie simple, reposant sur une surface enflammée, rebelle à tous les moyens thérapeutiques, sans qu'il y eût pour l'expliquer aucune cause locale ou diathésique ; à l'ulcère succéda pendant un certain temps un petit eczéma. Cette malade, atteinte d'hystérie principalement syncopale, avait, en même temps que ce trouble trophique à gauche, des douleurs sur divers points du côté droit.

J'ai observé aussi un cas de lichen terriblement prurigineux chez une hystérique, avec ovarie très-forte et hémiparésie du côté opposé ; mais il ne m'est pas prouvé que cette éruption développée chez une hystérique fût elle-même de nature hystérique, car elle occupait le creux poplité, siége qui plaît beaucoup aux éruptions arthritiques, et il y avait des antécédents arthritiques dans la famille de la malade. Cependant, je ne saurais oublier que mon maître, M. Cazenave, avait fait du lichen une affection nerveuse et le traitait par l'aconit, ce qui expliquerait ici l'intervention de l'hystérie.

J'ai observé également chez une hystérique une éruption bulleuse, une sorte de pemphygus qui apparut pendant une période où la malade eut successivement des phénomènes hystériques divers : paraplégie et troubles urinaires en particulier, ce qui indique entre ce pemphygus et l'hystérie des relations non pas certaines, mais possibles. Ces relations ont d'ailleurs été signalées par Mermet, dans sa thèse en 1867, et par Courbis, dans le *Lyon médical*, en 1876.

L'influence de l'hystérie sur les altérations pigmentaires est plus manifeste. J'ai vu plusieurs fois chez les hystériques se former des taches au front et au visage tout à fait semblables au masque des femmes enceintes, sans qu'il y eût chez elles grossesse, lésion utérine ou état cachectique. J'ai encore observé deux fois la coloration brunâtre du mamelon sans grossesse ; il est vrai que l'une de ces hystériques était mal réglée et que l'autre avait une grossesse nerveuse. Dans ce dernier cas, la coloration du mamelon, jointe au ballonnement du ventre et à une diminution très-notable des menstrues, m'avait porté à encourager les espérances de la malade ; comme on croit volontiers à ce qu'on désire, elle n'eut plus de doute en voyant son ventre se tuméfier et ne me consulta plus ; au bout d'un certain temps, éprouvant quelques douleurs, elle crut qu'elle allait accoucher et fit courir après moi ; j'arrivai à la hâte et je constatai qu'elle n'était pas enceinte. Avec les hystériques, soyons prudents.

Je voyais encore dernièrement dans un cas d'hystérie de larges taches brunâtres du front comme chez certains phthisiques. Une autre a depuis plusieurs années une coloration jaunâtre de la paupière supérieure droite, une sorte de xanthelasma. Ce qui est moins rare, c'est un reflet noirâtre de la peau des paupières, variété de chromhidrose.

En résumé, j'ai vu chez des hystériques diverses éruptions cutanées : érythèmes, urticaires, eczémas, pemphygus, altérations pigmentaires. Parmi ces éruptions, la plupart m'ont paru développées sous l'influence de l'hystérie, à en juger par leurs allures et par les phénomènes concomitants. S'il en est ainsi, l'hystérie ne produit pas du côté de la peau des éruptions spéciales, mais les éruptions communes qu'elle fait naître ont des allures qui en trahissent l'origine. En d'autres termes, l'hystérie n'a pas de langue qui lui soit propre, mais elle parle diverses langues avec son accent.

Indépendamment des éruptions qu'elle peut produire, l'hystérie peut troubler de diverses manières les fonctions de la peau : sécrétions, circulation, nutrition.

La sécheresse habituelle de la peau est chez les hystériques le cas le plus commun. Des sueurs généralisées avaient été signalées par Sydenham ; j'en ai rencontré quelques cas, et deux fois les malades m'ont affirmé ce phénomène singulier qu'attestaient aussi leurs parents : qu'elles transpiraient en hiver et non en été ; il y a quelques jours à peine, la mère de l'une d'elles me disait : Plus il fait froid, plus ma fille transpire. Vous pourrez rencontrer aussi des sueurs localisées, comme notre n° 3 nous en a présenté au pied droit à plusieurs reprises, mais pendant des périodes assez courtes. Nous ne sommes pas les seuls à avoir observé ces sueurs locales ; Siredey les signalait dernièrement.

Phénomène encore plus curieux ! Les sueurs de sang dont Parrot a reconnu la nature nerveuse et auxquelles, à ce titre, les hystériques sont particulièrement sujettes, Bernutz soutient qu'elles ne sont pas rares chez les hystériques mal réglées. Chauffard, pendant des attaques d'hystérie qui eurent trente-six heures de durée, a observé des sueurs rouges et mêlées de sang aux pommettes et à l'épigastre. Il y a là deux erreurs à éviter : d'une part, dans l'aisselle, on peut rencontrer des sueurs rouges et acides qui, malgré leur couleur, ne sont pas des sueurs de sang ; d'autre part, on est exposé de la part des hystériques à toutes sortes de mystifications : ainsi, une jeune fille de ma clientèle passait pour avoir des stigmates à la paume des mains et au sein gauche ; elle se piquait ailleurs pour recueillir son propre sang et l'appliquer sur les parties à stigmatiser. Cette sainte en expectative ne tarda pas d'ailleurs à recevoir la cour d'un jeune homme et à l'épouser.

Une autre hystérique à moi connue ne cherchait pas à imiter le bon Dieu, mais craignait d'avoir affaire au diable. Elle éprouvait sur divers points du corps, notamment aux cuisses et au dos, la sensation de coups reçus ; jusque-là rien d'extraordinaire, beaucoup d'hystériques éprouvent cette sensation et il en était ainsi du temps de Sydenham ; mais ma malade avait en effet des ecchymoses ; le diable l'avait donc battue. C'étaient des ecchymoses spontanées à côté desquelles se trouvaient de simples érythèmes, témoins plus sûrs de l'hystérie. J'ai, d'ailleurs, observé d'autres exemples d'ecchymoses spontanées chez les hystériques : la plupart étaient indolentes et occupaient les membres inférieurs.

Dans d'autres cas, le trouble de la circulation locale dans l'hystérie ne va pas jusqu'à l'ecchymose ; il s'arrête à la simple congestion, par exemple aux joues ou aux oreilles qui peuvent devenir écarlates. Chez une malade de Richer, la rougeur des pommettes contrastant avec la pâleur du bas-visage, précédait de 4 à 6 heures les attaques convulsives.

Un phénomène tout à fait opposé à celui-là c'est ce qu'on appelle le doigt mort, où l'on voit les extrémités digitales pâlir, prendre une couleur blanchâtre ou légèrement livide, se refroidir, ne pas donner de sang ou en donner fort peu quand on les pique, et en même temps être engourdies au point de ne pas sentir des piqûres réitérées ; il y a là un trouble vaso-moteur doublé d'un trouble sensitif.

Le doigt mort est le premier degré de l'asphyxie locale, laquelle peut même aboutir à la gangrène symétrique des extrémités dont nous devons la connaissance à mon ami bien regretté Maurice Raynaud. Que ce soit là une affection nerveuse, Maurice Raynaud l'a démontré et le fait est hors de doute. Que ce soit là nécessairement une affection hystérique, ce n'est pas moi qui le soutiendrai. Sans doute la statistique démontre que la plupart, les quatre cinquièmes des sujets qui en sont atteints sont des femmes de 18 à 30 ans, ce qui est une grande présomption en faveur de l'influence hystérique, mais nous observons actuellement cet état morbide sous la forme de refroidissement symétrique et d'asphyxie locale des mains, chez la vieille femme du n° 5, qui n'a plus le droit d'être hystérique et qui est probablement affectée d'une sclérose disséminée. Nous l'avons rencontré aussi il y a deux ans sous la forme de gangrène symétrique superficielle des orteils chez une femme qui était non pas hystérique mais ataxique; je ne l'ai même jamais observé à son degré ultime, au degré de gangrène, chez les hystériques, où il s'arrête d'habitude au phénomène du doigt mort, qu'il produit assez souvent.

Un trouble de nutrition qui accompagne ou suit parfois l'asphyxie locale, c'est la sclérodermie, affection dont l'origine névropathique est positive, s'il est vrai, comme l'affirme Armaingaud, qu'on en vient à bout par l'électricité. Ici encore je ne dirai pas que la sclérodermie est propre à l'hystérie; je n'avancerai même pas que l'hystérie favorise la sclérodermie, mais je ne dépasserai pas les limites de la prudenee en déclarant que le seul cas bien accentué de sclérodermie que j'aie rencontré a pour sujet une hystérique: la peau des pieds, des mains et des avant-bras est sèche, roide, amincie, immobile et ne glisse plus sur les tissus sous-jacents; le travail de sclérose et d'atrophie en se généralisant a diminué singulièrement le volume des avant-bras et, par la rétraction des fléchisseurs, a courbé les mains en forme de griffe. Cette position, jointe aux douleurs concomitantes, avait fait prendre la maladie pour un rhumatisme, étiquette appliquée à beaucoup de maladies qu'on ne connaît pas.

Dans d'autres cas j'ai observé chez des hystériques la même affection à un état tout à fait rudimentaire, caractérisée par exemple par l'amincissement de la peau du front dans l'étendue d'une pièce de un à deux francs.

Une autre hystérique m'a présenté à plusieurs reprises non plus un amincissement scléreux de la peau, mais un léger soulèvement de la peau déterminé par un œdème dur, peu abondant, apparaissant comme un faux embonpoint au visage, aux mains et sur divers points des membres, particulièrement au voisinage des articulations. Ce phénomène s'est reproduit plusieurs fois par périodes dont les unes ne duraient que quelques jours et les autres se prolongeaient davantage. La malade recevait alors sur sa bonne mine des compliments qu'elle acceptait avec d'autant plus de mauvaise grâce qu'elle disait éprouver de cet embonpoint simulé une gêne douloureuse et hors de proportion avec la bouffissure constatée ; c'est que sans doute à un trouble vaso-moteur se joignaient des troubles de la sensibilité.

Un œdème sous-cutané beaucoup plus manifeste occupait tout le membre inférieur droit chez une hystérique observée par nous il y a deux ans, au n° 2 de la salle Sainte-Elisabeth ; il coïncidait avec des troubles de la circulation pulmonaire, œdème ou congestion, du même côté. Sydenham, qui avait signalé cet œdème hystérique, avait remarqué aussi son siége unilatéral.

C'est peut-être une fluxion analogue à cet œdème qu'on observe au sein de certaines hystériques : un peu avant les règles, la mamelle est alors le siége d'une douleur et d'une gêne; on constate une tension générale du sein. Ce gonflement douloureux du sein, connu sous le nom de sein hystérique, avait été déjà signalé par Willis, plus récemment par Watson, et a fait en 1875 le sujet de la thèse de Connard. Une fois ce seul symptôme suffit pour mettre Liouville sur la trace de l'hystérie, bien qu'il soit loin d'appartenir en propre à l'hystérie.

Cette action trophique qui frappe ainsi la peau dans toute sa profondeur et jusqu'aux parties sous-jacentes peut se faire sentir aussi sur les annexes de la peau. J'ai vu une hystérique chez qui, à la suite de chagrins, ont poussé des mêches blanches dans les cheveux, tandis que sur d'autres points les cheveux étaient devenus secs et cassants ; une autre hystérique perdit sans motifs et sans maladie tous ses cheveux, qui heureusement repoussèrent assez vite à la suite de frictions avec un mélange de teinture de cantharide et d'alcoolat de Fioraventi.

Voilà, Messieurs, tout mon réquisitoire. Bien des accusations, vous le voyez, pèsent sur l'hystérie. Heureusement pour elle que sur beaucoup de chefs les témoins sont rares. Cherchez-en de nouveaux ; ce que je vous demande ce n'est pas de prononcer la sentence, c'est de continuer l'enquête.

Axenfeld a proclamé une grande vérité quand il a dit : l'hystérie est une pathologie en raccourci. Or, cette pathologie en raccourci, qui porte sur toutes les fonctions du système nerveux, se compose de quatre ordres de phénomènes : il y a l'hystérie motrice, dont la principale forme est l'hystérie convulsive, celle qui a depuis longtemps frappé l'attention des médecins et qui constitue l'hystérie vulgaire. — Il y a ensuite l'hystérie sensitive et sensorielle, caractérisée par des troubles de la sensibilité et par des troubles des sens spéciaux, et qui aujourd'hui commence à être bien connue. — Il y a encore l'hystérie intellectuelle qui mérite aussi une étude attentive, entreprise récemment avec succès. Il y a enfin l'hystérie viscérale et végétative, qui est sinon plus remarquable que les autres, du moins plus variée dans ses manifestations, source de tourments pour les malades, source de méprises pour le médecin, et que j'ai voulu dans ces entretiens non pas vous faire connaître, mais vous signaler comme un riche sujet d'études.

Nota. — Pour ces leçons, professées dans le premier semestre de l'année scolaire 1881-82, je n'ai pu profiter du remarquable chapitre que H. Huchard a consacré à l'hystérie viscérale dans sa 2e édition du traité des névroses d'Axenfeld. La publication de ce grand ouvrage a fait perdre à beaucoup de détails signalés ici l'intérêt de la nouveauté et m'a fait hésiter à publier cet opuscule. Cependant la concordance des résultats obtenus par deux observateurs différents, qui d'ailleurs se complètent l'un par l'autre, est pour eux une garantie et on a plus d'assurance quand on ne se sent plus isolé.

A. F.

LES DILATATIONS DU CŒUR DROIT

I

DILATATIONS DU CŒUR DROIT SOUS L'INFLUENCE DE DIVERSES AFFECTIONS ABDOMINALES

Messieurs, un homme qui occupait ces jours derniers le n° 17 de la salle Ducros nous a quelque peu intrigués. Il se plaignait d'une douleur assez vive à la partie inférieure du sternum, point sur lequel il se rappelait vaguement avoir reçu un coup. Il éprouvait, de plus, une certaine angoisse quand il se livrait à son travail de journalier et c'était cette dernière circonstance qui, disait-il en son patois italien, l'avait déterminé à se faire admettre dans nos salles.

Avec certaine catégorie de malades, il faut toujours se méfier de la simulation, mais avant de la diagnostiquer, il faut explorer avec le plus grand soin la partie incriminée par le patient et y rechercher les signes physiques d'une lésion. C'est ce que, sans tenir compte de nos préventions, nous avons fait pour notre homme. L'œil et la main ne nous ayant rien fait constater au niveau de la douleur, nous avons pratiqué l'examen particulier des organes qui environnent le point douloureux : rien au poumon ; rien à l'aorte thoracique et abdominale ; une langue jaune au milieu et rouge sur les bords indiquait un état saburral et subinflammatoire de l'estomac, qui avait vraisemblablement souffert d'un mauvais régime. Au cœur, l'application de la main révélait une impulsion affaiblie et un très-léger abaissement de la pointe ; l'auscultation permettait de constater sur le bord gauche du sternum un prolongement du premier bruit et un éclat du second, un prolongement plus faible et plus inconstant du premier bruit à la pointe dont les battements étaient d'ailleurs moins sensibles que l'impulsion du cœur droit sentie le long du sternum à travers les espaces intercostaux. Il y avait donc dilatation très-modérée du cœur en général et dilatation plus spéciale du ventricule droit.

Nous possédions, dès lors, les éléments du diagnostic : dilatation cardiaque, phénomènes gastriques, et il était à présumer que cet état morbide qui occupait le cœur partait de l'estomac. Ce fut notre diagnostic ; il nous conduisit à prescrire un régime de choix et à employer un mélange de rhubarbe et de noix vomique pour combattre à la fois l'atonie de l'estomac primitivement affecté, et celle du cœur consécutivement atteint. Le succès a dépassé nos espérances ; quelques jours de ce traitement ont suffi pour que le malade, qui était réellement beaucoup mieux, se trouvât bien et nous quittât. Nous avions guéri son cœur en nous adressant à son estomac.

Puisque votre attention est, par ce fait, attirée du côté du cœur, il m'a semblé utile de la fixer sur un état cardiaque aussi fréquent que peu étudié : la dilatation du cœur droit.

Tandis que dans la cardiopathie des hystériques, dont je vous parlais récemment, nous avons vu des phénomènes divers produits par une cause identique, nous allons rencontrer ici un phénomène identique produit par des causes diverses.

Rien, en effet, n'est varié comme l'étiologie de la dilatation du cœur droit, et il n'est pas sans intérêt de rechercher les différentes causes qui peuvent aboutir à ce commun résultat.

A l'appui d'une opinion que j'ai professée devant vous il y a déjà dix ans et que, de son côté, Teissier fils, de Lyon, a soutenue devant le congrès de Montpellier, je viens de vous signaler un cas où la dilatation du cœur droit était d'origine gastrique. La nature en a été démontrée par les résultats heureux et prompts du traitement. Je serai moins affirmatif au sujet de la femme qui occupe le n° 9 de la salle Sainte-Elisabeth. Cette malade a bien des troubles gastriques avec langue saburrale et cauchemars répétés ; de plus, elle se plaint de palpitations violentes et elle a une dilatation générale du cœur, qui est manifeste surtout pour le cœur gauche, dont les battements sont étendus et dont le bruit systolique présente à la pointe un prolongement de sa durée avec une légère altération de son timbre. Mais cette femme est hystérique, les troubles cardiaques sont probablement chez elle de cause complexe, et ce qui tendrait à le prouver ce sont les différences que nous présentent d'un jour à l'autre les résultats de l'auscultation du cœur.

Quoi qu'il en soit de ce cas où la dilatation cardiaque n'est pas incontestablement d'origine gastrique, elle est certainement d'origine hépatique chez notre n° 30 de la salle Ducros, cet homme, atteint de cirrhose hypertrophique avec ictère, qui nous a présenté, à gauche du sternum, un prolongement et un souffle léger du premier bruit avec éclat très-net du second bruit. Je n'insiste pas sur ces rapports de la dilatation du cœur droit avec les affections hépatiques : ils sont parfaitement connus depuis les recherches de Potain. Remarquez seulement que ce sont les affections hépatiques avec ictère qui ont plus spécialement le privilége de provoquer cette dilatation du cœur droit, beaucoup plus rare dans les autres maladies du foie. Notre nègre du n° 7, par exemple, et notre malade atteint d'hépatite dysentérique ont bien, l'un et l'autre, une inflammation du foie, mais pas d'ictère et pas de dilatation appréciable du cœur. Remarquez encore que dans les cas d'ictère la dilatation et les phénomènes anormaux ne sont pas exclusivement limités au cœur droit. Après Gangolphe, nous avons parfois constaté un bruit systolique de la pointe indiquant un trouble morbide du cœur gauche. Quelquefois aussi, surtout au début, ce sont des palpitations que nous percevons.

Il y a dans l'abdomen un autre organe ou un autre appareil qui, plus encore que le foie et l'estomac, provoque de la dilatation du cœur droit et des phénomènes cardiaques ; cet organe, c'est l'utérus ; cet appareil, c'est le système génital interne de la femme. Nous avions, il y a environ trois mois, à la salle Sainte-Elisabeth, une femme atteinte d'épithélioma-utérin, chez qui l'auscultation révélait, à gauche du sternum, un éclat considérable du second temps : l'oreille sentait très-nettement la minceur de la paroi ; il y avait là bien réellement, l'autopsie l'a démontré, une dilatation très-manifeste du cœur droit.

Mais c'est surtout dans des cas de grossesse que

cette dilatation est commune, ainsi que nous l'avons reconnu il y a longtemps déjà et que Letulle l'a récemment démontré. On a discuté sur la fréquence de l'hypertrophie cardiaque dans la grossesse, que Larcher semblait avoir établie, on a même nié cette hypertrophie ; et, en effet, dans la majorité des cas, le cœur de la femme enceinte n'augmente pas de poids, mais il augmente de volume, c'est-à-dire qu'il se dilate ; et l'on peut quelquefois percevoir les signes de cette dilatation dans les premiers temps de la grossesse, par exemple, du troisième au cinquième mois, alors qu'il n'y a pas obstacle mécanique à la circulation, mais action réflexe de l'utérus sur le cœur.

Dans quelques cas, les affections utérines produisent non une dilatation du cœur droit, mais de simples palpitations, tandis que dans d'autres cas encore elles déterminent une dilatation générale du cœur qui peut même être exceptionnellement plus accusée à gauche, et c'est alors, comme j'en ai observé un exemple, qu'on peut croire à l'existence d'une maladie valvulaire du cœur venant compliquer l'affection utérine. C'est ce qui m'est arrivé dans un cas de métrite chronique qui, à la suite d'une cautérisation énergique, fut subitement compliquée d'accidents aigus de périmétrite et de palpitations accompagnées d'un souffle systolique de la pointe du cœur. Au bout de quelques jours, les phénomènes aigus du côté du bassin et les phénomènes effrayants du côté du cœur avaient simultanément disparu, ce qui me prouva que mes craintes d'endocardite étaient vaines et que bien réelles étaient, dans ce cas, les relations des phénomènes cardiaques avec les phénomènes pelviens. En pareille occurence, sachons retenir notre langue et suspendre notre jugement.

L'influence de l'appareil génital de l'homme sur les palpitations et les dilatations du cœur n'est pas, à mes yeux, moins manifeste. Voulez-vous connaître la principale cause des palpitations du cœur chez les jeunes gens ? Cherchez-la dans l'éréthisme génital ; je ne dis pas dans l'inconduite, je dis dans l'éréthisme génital. Si l'amour fait palpiter le cœur, le besoin d'aimer le fait palpiter encore davantage. J'observais dernièrement chez un jeune homme une dilatation du cœur droit tellement forte que son cœur battait au-dessous et un peu à gauche du mamelon droit, comme il battait encore au-dessous et un peu à gauche du mamelon gauche et qu'il semblait avoir deux cœurs. Ce jeune homme, sage comme une jeune fille, n'avait, en réalité, pas d'affection cardiaque : il avait une spermatorrhée.

Tandis que les affections utérines produisent plus souvent les dilatations du cœur droit que celles du cœur gauche, les affections rénales, par contre, s'accompagnent d'ordinaire d'hypertrophie du cœur gauche sans dilatation du cœur droit. Mais elles sont loin de se borner toujours à produire ce seul phénomène cardiaque : l'hypertrophie du ventricule gauche. Pendant les premiers temps de la néphrite albumineuse, plus d'une fois j'ai observé des palpitations cardiaques. Nous avons même constaté ensemble ces derniers temps, dans des néphrites, deux cas de dilatation du cœur droit :

Au mois de septembre dernier, le n° 12 de la salle Ducros était occupé par un vieillard atteint d'anasarque albuminurique. L'exploration du cœur ne nous donnait à la pointe ni bruit de galop ni bruit anormal ; mais il y avait à gauche du sternum un prolongement du premier bruit, un caractère éclatant du deuxième bruit et une impulsion très-nette à l'application de la main. L'autopsie nous démontra l'existence d'une dilatation avec amincissement du cœur, portant surtout sur le ventricule droit. Indépendamment de cette lésion et de sa néphrite, cet homme avait dans l'aorte quelques athéromes et sur les valvules du cœur gauche quelques végétations dont la consistance molle explique qu'elles n'aient pas produit de bruit de souffle.

Notre petit garçon de sept ans, qui a succombé tout récemment au nº 31 de la salle Ducros, avait, lui aussi, une dilatation du cœur droit, et une dilatation assez grande pour produire une insuffisance de la tricuspide avec pouls veineux et gonflement des veines du cou. Ce petit malade avait une congestion pulmonaire extrêmement intense, et cette congestion ou plutôt cet œdème aigu du poumon avait pour cause une néphrite albumineuse aiguë d'origine scarlatineuse. Il est possible que dans ce cas l'affection rénale ait produit la dilatation du cœur droit, non pas directement, mais indirectement, par l'intermédiaire de la lésion du poumon.

II

DILATATIONS DU CŒUR DROIT
SOUS L'INFLUENCE DE DIVERSES LÉSIONS THORACIQUES

Mercredi dernier, Messieurs, nous avons passé en revue les dilatations du cœur droit produites par des lésions abdominales ; nous avons reconnu que, avec une certaine inégalité d'action, les altérations des divers viscères abdominaux peuvent produire ce résultat commun auquel peuvent aboutir des troubles de l'estomac, du foie, de l'appareil utéro-ovarien et du rein lui-même. Nous avons constaté, en outre, que cette influence pathogénique ne s'exerce pas exclusivement sur le cœur droit, mais peut aussi s'étendre au cœur gauche.

Nous allons maintenant examiner les dilatations du cœur droit qui succèdent à des affections, non plus de l'abdomen, mais du thorax. Les altérations du thorax sont, par excellence, les causes des dilatations du cœur droit et leur action pathogénique, bien que capable de s'étendre aussi sur le cœur gauche, a une prédilection bien manifeste pour le cœur droit sur lequel elle s'exerce d'une manière plus exclusive que celles des affections abdominales.

Non-seulement les divers viscères, mais les diverses

parties du thorax, parties contenantes et parties contenues, peuvent provoquer des dilatations du cœur droit.

J'ai dit des parties contenantes.

Dans les déviations de la colonne vertébrale, Delpech, Double, Sottas l'ont signalé, la dilatation cardiaque survient comme conséquence, je ne dis pas immédiate, mais tardive et presque inévitable. Les bossus, pour la plupart, meurent jeunes ; savez-vous pourquoi ? Parce que la circulation pulmonaire est chez eux entravée ou plutôt parce qu'ils ont une congestion permanente du poumon et, par suite, une dilatation du cœur droit.

Celle-ci ne peut être appréciée toujours exactement. Le cœur ne bat pas à sa place ordinaire ; ses rapports avec la cage thoracique sont plus ou moins modifiés ; la percussion et l'auscultation peuvent alors tromper. Il se produit quelquefois alors deux signes qui ne manquent pas d'importance : ce sont le dédoublement du deuxième bruit à la base et, plus rarement, de petites inégalités dans les battements du cœur, indices, le premier d'une tension inégale dans les deux cœurs, le deuxième d'une asystolie concomitante ; deux phénomènes qui ne sont pas rares chez les vieux bossus et qui peuvent faire confondre cette fatigue du cœur, spécialement du cœur droit, avec une lésion des orifices, notamment avec une insuffisance mitrale. Cette asystolie ne va pas d'ordinaire jusqu'à produire la mort par pléthore veineuse et asphyxie, mais que survienne une affection aiguë des voies respiratoires, une pneumonie, une bronchite même, et le malade courra les plus grands dangers. C'est ce qui fait que la durée de la vie des bossus est un peu en raison inverse des dimensions de leur bosse.

Par un mécanisme analogue, la pleurésie produit la dilatation du cœur droit, la pleurésie avec épanchement par elle-même, la pleurésie sèche par la pneumonie interstitielle qui l'accompagne dans certains cas. Cette dernière entrave la circulation pulmonaire ; elle l'entrave si bien qu'il se produit alors une congestion dans le poumon sain par refoulement du sang, qui ne passe plus suffisamment par le côté malade. La dilatation du cœur droit est la conséquence de cet obstacle à la circulation pulmonaire, ainsi que l'ont déjà constaté Potain, Mora, Baûmler et Stokes. Seulement cette dilatation est parfois difficile à apprécier par la raison que je vous indiquais tantôt pour les déviations de la colonne vertébrale : le cœur est déplacé et ses rapports avec la paroi thoracique sont modifiés ; vous ne pouvez donc rien conclure des résultats de la percussion et de la palpation ; mais l'éclat du second temps pourra encore vous révéler cette dilatation qui ne joue pas, je crois, un grand rôle dans les syncopes subites auxquelles succombent parfois les sujets atteints d'épanchement de la plèvre gauche.

Ce que produit la pleurésie, la pneumonie peut également le produire par un obstacle encore plus rapide à la circulation pulmonaire, cause mécanique à laquelle s'ajoute quelquefois une cause dynamique, l'affaiblissement de la fibre cardiaque, car la pneumonie est quelquefois une maladie à température très-élevée et à génie infectieux, circonstance tout particulièrement favorable au relâchement des fibres musculaires ; aussi la dilatation cardiaque a-t-elle été dans cet état morbide depuis longtemps signalée par Sénac, Graves, Grisolle, plus récemment par Duroziez, cité par Pitres, enfin par Picot. Là encore les signes physiques fournis par l'examen du cœur peuvent être modifiés par le voisinage du poumon malade. Cliniquement, il m'a semblé que la dilatation était en cas de pneumonie plutôt générale que spéciale au cœur droit; le cœur gauche y participe parfois assez pour produire une insuffisance relative de la mitrale avec bruit systolique de la pointe, bruit momentané qui disparaît pendant la convalescence et que l'on aurait volontiers attribué à une complication d'endocardite. Quant à la dilatation du cœur droit, surtout lorsqu'à l'éclat du deuxième bruit se joint un gonflement des veines du cœur, elle est d'un pronostic très-grave ; elle est, en même temps, une indication thérapeutique. Pour combattre la pléthore veineuse qu'elle produit, il faut la saignée immédiatement suivie de l'emploi des toniques, et notamment de l'alcool. Dans ces cas, en effet, il s'agit à la fois de dégorger le système à sang noir et de fortifier le cœur qui faiblit dans sa lutte contre l'obstacle pulmonaire. Voilà donc une double indication qui, dès lors, s'impose au médecin.

Mais de toutes les affections pulmonaires celle qui produit le plus sûrement la dilatation du cœur droit, c'est l'état morbide connu sous les noms d'asthme et d'emphysème, relation pathogénique qui est connue surtout depuis la thèse de Gouraud.

Dans l'emphysème, la dilatation du cœur droit est, en quelque sorte, de règle. Vous pourrez rencontrer, dès les premières crises d'asthme, une impulsion cardiaque exagérée surtout à l'épigastre et à gauche du sternum ; c'est la dilatation qui s'annonce ; plus tard, l'emphysème, en se développant, anémiera le poumon, c'est-à-dire raréfiera les vaisseaux du poumon et restreindra la circulation pulmonaire, de sorte que le sang lancé par le cœur droit rencontrant des difficultés à s'écouler par le poumon, s'accumulera dans les cavités cardiaques et les dilatera. Voilà une première cause de dilatation du cœur ; elle est très-commune.

Il y en a une seconde. L'emphysème est ordinairement accompagné de bronchite, s'il n'est produit ou facilité par la bronchite. La bronchite provoque des quintes de toux, et pendant ces quintes la circulation pulmonaire est enrayée ; de là des distensions brusques du cœur droit s'ajoutant à la distension lente que produit l'emphysème.

Ce n'est pas tout. Chez certains sujets la dilatation du cœur droit est un phénomène non pas consécutif à l'emphysème, mais concomitant à l'emphysème. Les deux affections marchent, en quelque sorte, parallèlement ; sans toux, sans attaque d'asthme, quelques sujets deviennent poussifs ; ils soufflent quand ils font un effort, ils soufflent quand ils ont à monter. On recherche la cause de cette dyspnée habituelle et, sans parler d'un peu d'obésité, effet de combustions incomplètes et cause de troubles circulatoires, on trouve un certain degré d'emphysème et un certain degré de dilatation du cœur droit. L'emphysème, dans ces cas, a favorisé la dilatation du cœur droit, mais ne l'a pas produite. Il est même des cas où la dilatation du cœur l'emporte sur l'emphysème ; elle lui est antérieure et prédominante, et cependant la dilatation du cœur droit ne peut produire l'emphysème. Je crois que ces deux états relèvent alors d'une cause commune qui ne peut être qu'une insuffisance de l'innervation cardio-pulmonaire. Il y a des gens qui ont une faiblesse innée de cette innervation ; je les ai connus au collége et je les retrouve aujourd'hui ; jeunes encore, quand il leur fallait gravir une côte, ils se laissaient facilement distancer par des camarades qu'ils pouvaient atteindre et dépasser en plaine ; trente ans après je les soigne pour de l'emphysème et de la dilatation du cœur. Si chez eux l'emphysème prend certaines proportions, s'ils ont des catarrhes fréquents, la dilatation cardiaque portera surtout sur le cœur droit ; elle pourra devenir énorme au point de produire le pouls veineux, l'anasarque, la cyanose et la mort. Si, par contre, ils ont de l'athérome artériel, alors la dilatation du cœur droit sera accompagnée d'une hypertrophie du cœur gauche.

Voilà, Messieurs, comment la dilatation du cœur droit, seule ou compliquée d'une hypertrophie du cœur gauche, se produit dans l'emphysème et comment elle ne lui est pas exactement subordonnée. L'emphysème lui-même, la toux, une faiblesse innée de l'innervation cardiaque, tels sont les trois facteurs qui contribuent à la produire.

Notons encore, au point de vue des signes, que la complication d'emphysème rend difficile l'appréciation de cette dilatation du cœur droit. Les bruits du cœur sont atténués et la motilité précordiale est masquée par le voisinage des poumons emphysémateux. Le reflux du sang dans les jugulaires se fait quelquefois dans les veines profondes seulement, ou n'apparaît pas dans les veines superficielles chez les sujets chargés de tissu adipeux ; de sorte que l'œdème des membres inférieurs et, dans un cas que j'observais récemment, le pouls veineux de l'avant-bras, peuvent être les premiers signes importants de cette affection. On pourra, toutefois, percevoir à gauche du sternum, dans le troisième espace intercostal, une différence dans l'intensité des deux bruits du cœur, dont le deuxième est toujours plus éclatant, alors même que le premier est affaibli. Quand la dilatation du cœur droit s'est produite, alors, sans accès d'asthme et quelquefois sans emphysème bien prononcé, le malade reste de préférence assis et non couché dans son lit, afin, sans doute, d'augmenter le jeu des muscles du thorax qui attire le sang des grosses veines vers le cœur et facilite la circulation veineuse entravée par la dilatation du cœur droit.

Si cette dilatation du cœur droit est la règle dans l'emphysème, elle est, par contre, l'exception dans la phthisie. Avant Laënnec on croyait à la dilatation du cœur chez les phthisiques. Laënnec a démontré par des nécropsies que c'est, par contre, l'atrophie du cœur qu'on y constate. Les recherches de Louis et, plus récemment, celles de Du Castel, ont confirmé celles de Laënnec. Cependant Jaccoud a observé que certains phthisiques ont réellement de la dilatation cardiaque et a fait jouer à cette dilatation, ou plutôt à l'insuffisance tricuspidienne qui en dépend, un certain rôle pour décongestionner le poumon malade et empêcher par là les hémoptysies. Grâce à la dilatation cardiaque et au reflux consécutif du sang dans le système veineux, certains phthisiques se trouvent à l'abri des hémoptysies. Bard, de Lyon, s'est fait l'écho de cette doctrine. Plus récemment encore un élève de Rigal, Marucheau, a recherché dans sa thèse quels sont les cas de phthisie où la dilatation se produit et ceux où elle n'a pas lieu. A quelques nuances près, les résultats de ses recherches coïncident avec ceux de nos observations, que je vais vous indiquer en quelques mots.

La phthisie tue de deux manières : par cachexie et par asphyxie ; quand elle tue par cachexie, ou quand la cachexie est dans la phthisie la principale cause des phénomènes morbides, dans la phthisie commune avec lésions tuberculeuses généralisées dans les viscères, la dilatation du cœur droit ne se produit pas ; on peut même constater, non pas cliniquement mais anatomiquement, une certaine atrophie du cœur ; je dis non pas cliniquement mais anatomiquement, parce que les poumons indurés par les tubercules transmettent en les exagérant les bruits du cœur et masquent ainsi l'affaiblissement de cet organe. Cette atrophie que l'on trouve sur la table d'autopsie s'explique par la tendance de l'organisme à l'émaciation, bien plutôt, à mon avis, que par l'anémie générale, par la diminution de la masse sanguine que Marucheau fait intervenir ici. Le cœur diminue comme les autres muscles, moins parce qu'il a une masse de sang moins grande à mouvoir, que parce qu'il est comme les autres organes atteint par un processus de dépérissement. L'atrophie cardiaque, telle est donc la règle dans la phthisie.

Mais à côté de cette règle se trouvent encore des exceptions J'en connais même de trois catégories.

Il y a d'abord la phthisie aiguë granuleuse, où vous verrez se produire en même temps un emphysème rapide, des hémoptysies abondantes et des battements cardiaques aussi intenses qu'étendus. Que se passe-t-il en pareil cas ? La tuberculisation, la grêle de tubercules tombée dans le poumon, obstrue à la fois le passage de l'air et celui du sang. L'obstacle au passage de l'air sur certains points produit le reflux de l'air sur d'autres points : c'est l'emphysème. L'obstacle au passage du sang produit l'hémoptysie par extravasation du sang qui se trouve arrêté, et de plus la dilatation du cœur droit qui ne peut se vider.

A un moindre degré nous observons les mêmes

phénomènes dans les phthisies granuleuses qui marchent par saccades, phénomènes aigus implantés sur un état chronique.

Les phthisies fibreuses chroniques avec induration pulmonaire arrivent par une voie plus lente au même résultat. Ici, peu à peu, en même temps que le poumon s'indure, les vaisseaux s'obstruent de manière à rétrécir singulièrement le champ de la circulation pulmonaire, comme l'avaient depuis longtemps démontré les recherches de Natalis Guillot, et à diminuer d'une manière étonnante la quantité de sang qui parvient à traverser le poumon. Les bronchites concomitantes, par les quintes de toux qu'elles produisent; les adhérences pleurales, par le trouble qu'elles apportent au mécanisme régulier de la respiration et de la circulation pulmonaires; l'emphysème vicariant qui ne manque presque jamais, viennent augmenter et aggraver les obstacles que rencontre la circulation pulmonaire, et la dilatation du cœur droit devient une conséquence habituelle, une conséquence presque forcée de cette forme morbide, d'autant plus que les obstacles mécaniques à la déplétion du cœur droit ne se compliquent pas ici d'une tendance atrophique des organes en général et du cœur en particulier, pas plus que d'une anémie, d'une diminution dans la masse du sang.

Il y a donc dans la phthisie des distinctions à faire au point de vue de l'influence pathogénique de cette affection sur la dilatation du cœur droit. Mais la difficulté n'est pas seulement ici d'apprécier la pathogénie du phénomène, c'est encore d'en apprécier les signes et d'en évaluer l'importance.

Rappelez-vous qu'en règle générale dans la phthisie

l'induration pulmonaire exagère les signes de la dilatation cardiaque et que l'emphysème les étouffe ou tout au moins les masque. Dans votre appréciation des signes de la dilatation, tenez donc compte de l'emphysème voisin et de l'induration concomitante, et n'oubliez pas que dans la phthisie les signes de la dilatation du cœur droit seront soit exagérés, soit atténués, suivant qu'au voisinage du cœur prédominera soit l'induration, soit l'emphysème.

Nous avons en ce moment dans le service deux phthisiques dont l'un présente d'une manière assez manifeste l'éclat des bruits cardiaque, tandis que chez l'autre ces mêmes bruits sont étouffés. Le n° 2 de la salle Ducros a le poumon farci de tubercules, mais induré au voisinage du cœur; la dilatation cardiaque dont il n'est que très-modérément atteint paraît manifeste à l'auscultation. Le n° 19, par contre, est emphysémateux; sa dilatation cardiaque, déjà assez intense pour s'accuser par le gonflement des veines du cou, le développement des petits vaisseaux du visage et l'œdème des pieds, n'est cependant pas appréciable à l'auscultation. Mais voici ce que commence à produire et ce que produira plus tard chez lui la dilatation du cœur: elle lui donnera l'aspect non d'un tuberculeux, mais d'un cardiaque; il aura la figure rouge, sur laquelle se dessineront en lignes plus ou moins saillantes les petits vaisseaux; les veines du cou seront distendues, les jambes œdématiées; le corps présentera dans son ensemble une apparence d'embonpoint; le malade n'aura de la cachexie tuberculeuse ni l'aspect ni la réalité, il toussera peu, mais il sera très-essoufflé, la phthisie sera méconnaissable. C'est ainsi que chez les phthisiques la dilatation du cœur droit, difficile à reconnaître au début s'il y a emphysème précordial, pourra plus tard donner aux poitrinaires l'aspect de gens atteints de maladie du cœur et rendre le diagnostic difficile entre une affection cardiaque et une tuberculose.

Vous le voyez, Messieurs, la dilatation du cœur droit joue parfois un certain rôle dans les affections pulmonaires, dont elle est une conséquence et peut devenir une complication.

III

DILATATIONS DU CŒUR DROIT DANS LES AFFECTIONS CARDIAQUES

Messieurs, de toutes les causes locales de dilatation du cœur droit, celles dont l'intervention est la plus directe et peut être la plus fréquente, ce sont les affections du poumon; mais les plus variées dans leur action ce sont les affections du cœur lui-même, c'est-à-dire du cœur gauche. A part la pneumonie infectieuse et hyperpyrétique, qui peut agir par une débilitation directe de la fibre cardiaque, toutes les affections pulmonaires agissent ici par un mécanisme commun: l'obstacle à la circulation du sang qui, parti du cœur droit, doit traverser le poumon pour se rendre au cœur gauche. Ces deux mécanismes, celui qui est habituel et celui qui est exceptionnel, on les rencontre aussi dans l'action pathogénique des affections cardiaques, mais on en trouve de plus un troisième: l'action directement exercée sur la fibre musculaire.

Ce troisième mécanisme, qui appartient surtout aux affections aiguës du cœur, ne limite pas ses effets au cœur droit; bien au contraire, le cœur droit se trouve moins directement affecté que le cœur gauche, dans l'endocardite surtout.

Dans l'endocardite la dilatation du cœur se présente avec ce double caractère : d'être générale et d'être momentanée.

Il vous arrivera, Messieurs, dans le cours d'un rhumatisme articulaire aigu, de rencontrer des sujets qui éprouvent des palpitations cardiaques ; chez qui en effet l'impulsion précordiale augmente d'étendue ainsi que la matité, chez qui encore le deuxième bruit de la base aura un plus grand éclat, un éclat presque métallique ; chez qui encore vous constaterez un souffle systolique de la pointe ; chez qui enfin vous diagnostiquerez une endocardite, et vous aurez probablement raison, mais vous pronostiquerez une affection incurable du cœur, et vous aurez peut-être tort. Au bout de quelques jours le cœur sera plus calme, son impulsion moins étendue, sa matité plus limitée, l'éclat du second bruit aura disparu, le prolongement ou le souffle du premier aura cessé ; tout sera rentré dans l'ordre, il ne vous restera plus de cette endocardite que le souvenir et de vos craintes qu'un étonnement. Ces cas devaient être fréquents du temps des saignées coup sur coup, qui augmentaient avec l'anémie l'impulsion précordiale et les souffles du cœur ; mais, quoique plus rares, on les rencontre encore aujourd'hui.

Que s'est-il donc passé ? Suivant une loi générale, quand il y a un état inflammatoire d'une membrane, il se produit un trouble fonctionnel des muscles sous-jacents. Ce trouble est tantôt un spasme, tantôt une paralysie ou une parésie. Pour le cœur, et dans le cas actuel, c'est une parésie. Au-dessous de la séreuse enflammée, le muscle cardiaque se laisse distendre et se relâche. Y a-t-il alors un simple trouble fonctionnel, y a-t-il une inflammation propagée et voyons-nous se produire pour le cœur, dans l'endocardite, cette altération granuleuse des fibres musculaires que j'ai anatomiquement constatée dans la péricardite ? Se passe-t-il encore quelque chose d'analogue à ce que nous offre le poumon dans la pleurésie ? Le poumon, vous le savez, en cas de pleurésie se congestionne et s'engorge. Y a-t-il rhumatisme musculaire du cœur joint au rhumatisme en quelque sorte articulaire de cet organe ? Je ne sais ; toujours est-il que dans l'endocardite, et par le fait de l'endocardite, le cœur se laisse distendre et se dilate. Cette distension sera encore facilitée par l'état fébrile hyperpyrétique qu'on rencontre dans certains rhumatismes : c'est une deuxième cause de dilatation qui vient s'ajouter à la première. Celle-là est commune aux deux cœurs, celle-ci est spéciale au cœur gauche dont la membrane est seule enflammée. Il semblerait donc qu'on devrait observer alors une dilatation limitée au cœur gauche ; il n'en est cependant pas ainsi. Le cœur droit participe à cet état morbide parce qu'il est moins bien organisé pour la résistance et parce qu'il est uni au cœur gauche par des connexions si intimes qu'un trouble morbide qui frappe brusquement les fibres du cœur gauche ne peut y rester exclusivement limité. Comme Winslow l'a démontré, le cœur se compose de deux sacs musculaires compris dans un troisième sac qui est commun aux deux cœurs, et quand ce dernier se relâche sur un point, il se relâche sur tous les autres, ce qui fait que le cœur droit, plus mince que le cœur gauche, ne résiste pas plus que lui alors qu'il n'est atteint que par contre-coup.

Les deux cœurs sont donc alors affectés et la dilatation du cœur droit vient joindre ses signes à ceux de la dilatation du cœur gauche, et vous constaterez l'impulsion manifeste du ventricule droit entre le sternum et le mamelon droit, même au creux épigastrique ; vous observerez l'altération du premier bruit et l'éclat du second bruit à gauche du sternum, ces témoins de la dilatation du cœur droit, en même temps que l'écartement et le souffle systolique de la pointe, qui appartiennent à la dilatation du cœur gauche et disparaîtront quand cessera cette dilatation tout à fait temporaire.

Ce sont surtout les endocardites cavitaires qui produisent ce relâchement secondaire des fibres cardiaques, tandis que les endocardites valvulaires ne le déterminent pas par elles-mêmes ; il en résulte que les endocardites où l'on observe en même temps qu'un souffle de la pointe des palpitations, de la matité précordiale et en général les signes de la dilatation du cœur, sont quelquefois moins à redouter dans leurs suites que celles où le souffle systolique se montre seul, c'est-à-dire que celles où le souffle, n'étant pas lié à une dilatation du cœur, tient nécessairement à une lésion valvulaire.

Il ne faut cependant pas trop se rassurer dans le cas contraire : d'abord parce que beaucoup d'endocardites sont générales ; elles commencent par un orifice et s'étendent à la cavité ; ensuite parce que cette dilatation qui est souvent temporaire, peut aussi se transformer en dilatation définitive ; elle peut devenir le point de départ d'un état morbide de la fibre cardiaque où l'on trouve à la fois dilatation, hypertrophie et dégénérescence granulo-graissseuse, état en partie dynamique, en partie organique, constitué par une sorte de mélange d'inflammation chronique et de paralysie.

Cet état est certain ; nous ne pouvons le suivre dans toute son évolution, nous le constatons à une période avancée sans qu'il nous ait encore été donné de l'étudier anatomiquement à son début, de sorte que nous ne pouvons affirmer que l'endocardite en soit toujours le point de départ. Quel qu'il soit d'ailleurs dans son origine, il existe et c'est ici que nous retrouvons avec un rôle prédominant la dilatation du cœur droit. Les fibres du cœur droit subissent à la longue les mêmes modifications que celles du cœur gauche, mais tandis que ces dernières tendent plutôt à l'hypertrophie, les premières se laissent plutôt aller à la dilatation. De plus, le trouble dans le fonctionnement du cœur gauche amène une stase sanguine dans le poumon, ce qui favorise et exagère la dilatation du cœur droit. Cette dilatation du cœur droit domine alors la scène morbide. C'est elle qui provoque la dilatation des veines du cou, l'œdème des extrémités inférieures, l'engorgement du foie, l'albuminurie, en un mot l'ensemble des signes des affections cardiaques à veinosité.

C'est ainsi que je m'explique ces cas où l'on trouve avec les signes généraux d'une affection cardiaque, et particulièrement ceux qu'on a l'habitude d'attribuer à une affection mitrale, œdème et dilatations veineuses, avec les signes locaux qui indiquent une dilatation du cœur droit et une hypertrophie du cœur gauche, avec les signes d'une congestion pulmonaire ordinairement modérée, l'absence des signes d'une lésion valvulaire, et où, la malade ayant succombé, je dis la malade parce qu'il s'agit de femmes, on trouve à l'autopsie une dilatation hypertrophique sans altération des valvules, même de la mitrale, ce qui nous est arrivé deux fois l'année dernière.

Ce rôle consécutif, mais non pas accessoire de la dilatation du cœur droit, que nous rencontrons à la suite des endocardites cavitaires par l'intermédiaire d'un affaiblissement et d'une altération des fibres musculaires et sous l'influence d'un trouble dynamique et organique en même temps, nous le retrouvons à la suite des endocardites valvulaires suivies de lésions des orifices ou maladies du cœur proprement dites, où il est dû à une cause mécanique : l'obstacle apporté par la lésion cardiaque à la circulation pulmonaire. Le sang étant refoulé dans le poumon en cas d'insuffisance ou s'en écoulant avec peine en cas de rétrécissement, le cœur droit encombré se dilate sous l'influence de la pression que sa paroi subit de dedans en dehors. Ce sont surtout les affections mitrales qui aboutissent à ce résultat, parce que dans les insuffisances aortiques la valvule mitrale s'oppose au reflux du sang dans l'oreillette et de là dans le poumon, et dans le rétrécissement aortique le ventricule gauche, doué d'une grande énergie, lutte avec quelque succès contre l'obstacle qu'il rencontre à l'origine de l'aorte.

Quoi qu'il en soit, d'ailleurs, à une période précoce des affections mitrales, à une période tardive des affections aortiques, les maladies du cœur présentent au médecin qui se sert des procédés physiques d'exploration trois ordres de phénomènes morbides : signes d'auscultation qui révèlent la lésion valvulaire ; signes d'auscultation et de percussion qui révèlent la congestion du poumon consécutive à l'affection des orifices du cœur ; enfin, signes d'auscultation, de percussion et de palpation qui révèlent la dilatation du cœur droit consécutive à la congestion permanente du poumon et veinosité consécutive à cette dilatation cardiaque.

Ainsi donc, de deux manières distinctes, mais qui peuvent être réunies, les dilatations du cœur droit, effets dynamiques de l'endocardite, effets mécaniques des lésions valvulaires, finissent dans les affections cardiaques et plus spécialement dans les affections mitrales par dominer la scène morbide.

C'est ce qui arrive chez notre n° 1 de la salle Sainte-Elisabeth.

Cette femme, vous vous le rappelez, nous a vivement intrigués. Le jour de son entrée, elle nous a présenté à un degré manifeste l'aspect classique des affections mitrales : l'œdème très-étendu, le gonflement des veines du cou, un souffle systolique très-prononcé de la pointe ; le diagnostic paraissait simple : c'était celui d'une lésion mitrale où, vu la régularité du pouls, prédominait le rétrécissement.

Mais voici où a surgi la difficulté. La malade, le lendemain, se plaignait d'une forte dypsnée ; l'auscultation du poumon n'indiquait que très-peu d'hypostase à la base du poumon gauche et la respiration était presque normale au poumon droit ; dès lors, vous pouviez éliminer comme cause de cette dypsnée la lésion mitrale, qui ne produit la dypsnée que par l'intermédiaire d'une congestion pulmonaire ; d'ailleurs, ce jour-là, le souffle de la pointe avait disparu. Nous devions examiner les urines et rechercher si nous ne nous trouvions pas en présence d'une dyspnée albuminurique. La lésion rénale ne pouvait produire la lésion cardiaque où prédomine non pas l'hypertrophie du ventricule gauche, mais la dilatation du cœur droit ; mais la lésion rénale et l'affection cardiaque pouvaient être concomitantes, ce qui arrive quelquefois. Or, la première analyse d'urine nous a donné une certaine quantité d'albumine ; le diagnostic d'albuminurie concomitante à une lésion cardiaque devenait probable et l'intervention de l'albuminurie dyspnéique rendait le pronostic très-grave à bref délai. Eh bien ! ce diagnostic n'était pas exact, et nous ne devions pas le maintenir ; une deuxième analyse donnait très-peu d'albumine dans des urines pauvres en matières organiques et renfermant peu de cylindres. Un troisième examen, qui nous donnait dix grammes d'urée par litre et un litre rendu dans vingt-quatre heures, nous montrait des urines très-denses et chargées d'urates avec une densité de 1025. Ce dernier aspect des urines et ces changements rapides dans leur qualité prouvaient que tous ces troubles de la sécrétion urinaire étaient sous la dépendance de troubles circulatoires et que notre malade était réellement atteinte d'une affection du cœur.

Quelle est cette maladie du cœur ? Dans cet état complexe, vous reconnaîtrez avec moi que ce qu'il y a de plus incontestable, c'est la dilatation du cœur droit : le pouls veineux, le gonflement des veines du cou, en témoignant d'une insuffisance relative de la tricuspide, en font suffisamment foi ; il en est de même de l'écoulement du deuxième temps à gauche du sternum, de la douleur syncopale provoquée par la pression épigastrique, de l'impulsion étendue que l'on perçoit au voisinage de la partie inférieure du sternum. Une hypertrophie très-modérée du ventricule gauche s'accuse à son tour par l'abaissement de la pointe, dont on perçoit avec peine les battements à quatre travers du doigt au-dessous et en dehors du mamelon. Enfin, le rétrécissement mitral s'accuse par le souffle qui a disparu à la pointe sous l'influence d'une impulsion diminuée du cœur, mais qui persiste en arrière du mamelon, lieu de refuge et quelquefois siège unique du souffle dans le rétrécissement mitral pur, car la faiblesse des contractions musculaires s'oppose à ce qu'il soit intense.

Voilà donc l'état complexe du cœur que nous avons constaté chez cette femme : dilatation considérable du cœur droit, hypertrophie modérée du cœur gauche, rétrécissement mitral. Ils nous reste à déterminer comment ces phénomènes s'enchaînent et comment ils arrivent à produire la dyspnée.

Vous me direz : c'est bien simple, le rétrécissement mitral est cause de tout. Non, Messieurs, ce n'est pas aussi simple que vous pourriez le supposer. Le rétrécissement est bien une cause presque nécessaire de la congestion pulmonaire et une cause importante de la dilatation du cœur, mais il n'est pas la cause de tout. Le rétrécissement mitral ne peut produire la dyspnée et la dilatation du cœur droit que par l'intermédiaire d'une congestion pulmonaire intense et prolongée ; or, il se trouve que précisément chez notre malade la congestion est faible, tandis que la dyspnée est pénible avec orthopnée et que la dilatation du cœur droit est considérable.

Voici, je crois, Messieurs, comment les choses se sont passées. Notre malade est rhumatisante ; elle a eu, il y a quelques années, une attaque de rhumatisme articulaire. Ce rhumatisme a produit une endocardite valvulaire et cavitaire. L'endocardite valvulaire a laissé à sa suite un rétrécissement mitral ; l'endocardite cavitaire a provoqué une dilatation hypertrophique du cœur, laquelle, grâce à la faiblesse de la paroi cardiaque à droite et à la légère congestion pulmonaire déterminée par la lésion mitrale, s'est concentrée sur le cœur droit. Dès lors, la dilatation du cœur droit a dominé la scène morbide, et c'est à elle que sont dus tous les signes rationnels de l'affection : veines tuméfiées, membres œdématiés, foie engorgé, urines albumineuses. C'est à elle aussi qu'il faut attribuer la dyspnée orthopnéique.

Cette dyspnée, remarquez-le bien, est plus apparente que réelle ; c'est moins une dyspnée qu'une fatigue. La malade fait instinctivement des efforts de respiration moins parce que l'air lui manque, l'air passe assez librement dans ses poumons, que pour attirer dans son thorax le sang qui s'accumule dans son système veineux. C'est pour faire plus commodément ces mouvements respiratoires, par lesquels elle neutralise en partie les résultats du reflux de sang dans les troncs veineux, dont la cause est dans la dilatation du cœur droit et l'insuffisance relative de la tricuspide, que notre malade garde de préférence la position assise ; voilà la cause de son orthopnée. Mais à la longue ses muscles se fatiguent de cet exercice forcé, et c'est cette fatigue musculaire plus ou moins douloureuse, cette respiration douloureuse, que vous pourriez prendre pour une respiration difficile. Permettez-moi cette comparaison : ce n'est pas une dyspepsie, c'est une gastralgie.

Cette interprétation pathogénique des phénomènes morbides a son importance au double point de vue du pronostic et du traitement. Avec une dyspnée albuminurique, notre malade succomberait vite ; avec cette dyspnée par dilatation du cœur droit, elle peut vivre assez longtemps. Avec une dyspnée albuminurique, une indication majeure se présenterait : il faudrait éliminer par toutes les voies possibles les déchets organiques accumulés dans le sang, et la pilocarpine serait le meilleur moyen d'arriver à ce but. Avec une dyspnée par dilatation du cœur droit, la pilocarpine pourrait être funeste, parce qu'elle affaiblirait encore davantage le cœur malade. Il faut tonifier le cœur par la digitale à faible dose, le quinquina, l'alcool et le café ; il faut désemplir le système veineux par les diurétiques et les hydragogues ; il faut enfin calmer le système nerveux, et le calmer par le sommeil qui repose les muscles : c'est le but qu'atteint l'opium. Grâce à ces moyens, nous pouvons conserver l'espoir non pas de guérir notre malade, mais de diminuer ses souffrances et de prolonger sa vie.

Vous le voyez, Messieurs, la connaissance de la dilatation du cœur droit est nécessaire pour établir dans les affections cardiaques un diagnostic complet, un pronostic exact et un traitement efficace.

IV

DILATATIONS DU CŒUR DROIT DANS LES MALADIES GÉNÉRALES

Après vous avoir montré les dilatations du cœur droit dans les affections de l'abdomen et dans celles du thorax, il me reste, Messieurs, pour terminer cette étude étiologique des dilatations du cœur droit, à les rechercher avec vous dans les maladies générales.

Or, tandis que dans les affections thoraciques les dilatations cardiaques se concentrent d'une manière bien manifeste sur le cœur droit ; tandis que dans les affections abdominales cette préférence de la dilatation pour le cœur droit devient moins exclusive, mais reste très-marquée, il arrive que les maladies générales montrent sous ce rapport une certaine indifférence, produisant tantôt une dilatation plus marquée du côté gauche et tantôt du côté droit, ou du moins ne manifestant pour le cœur droit qu'une préférence très-limitée. C'est du moins ce qui ressort jusqu'ici des observations cliniques que j'ai pu faire, observations qui manquent souvent, je dois le dire, du contrôle de l'anatomie pathologique.

Les maladies que nous avons à examiner sous ce rapport peuvent se diviser en trois catégories : il y a d'abord les pyrexies ; la fièvre typhoïde en est une, la fièvre intermittente aussi. Il y a ensuite les névropathies, dont l'hystérie est le type. Il y a enfin les anémies, représentées surtout par la chlorose.

La dilatation du cœur n'est pas rare dans la fièvre typhoïde. Elle peut même s'y développer brusquement, comme l'a signalé Friedreich. Vous la trouvez dans la plupart des autopsies. Le cœur, en même temps qu'il est un peu décoloré et plus ou moins dégénéré, présente à la fois une augmentation de ses cavités et un amincissement de ses parois. Cette dilatation avec amincissement se rencontre des deux côtés, cependant elle est, dans la plupart des cas, plus manifeste du côté droit. Soit par l'élévation de la température, soit par le génie propre du mal, le système musculaire subit fortement l'influence de la fièvre typhoïde, et le cœur participe au trouble morbide du système musculaire. Le cœur droit s'amincit et se dilate de préférence, sans doute parce qu'il est déjà plus faible et encore parce que les fièvres typhoïdes à troubles cardiaques sont aussi,coïncidence remarquable, des fièvres typhoïdes à troubles pulmonaires. La congestion pulmonaire augmente la résistance qu'éprouve le cœur et aboutit à l'accumulation du sang dans ses cavités.

Cette congestion concomitante et préexistante du poumon masque quelquefois les signes d'auscultation que produit la lésion cardiaque. Ces signes commencent par un caractère plus éclatant des bruits, du second surtout, que l'on perçoit à une grande distance quand on ausculte le thorax ; plus tard, si la dilatation se développe à gauche, on perçoit un léger souffle systolique de la pointe, vraisemblablement produit par une insuffisance relative de la mitrale ; si, par contre, ce qui est plus fréquent, la dilatation prédomine à droite, il n'est pas rare de rencontrer à gauche du sternum, dans le deuxième ou le troisième espace intercostal, en même temps que l'éclat du second bruit, un souffle léger du premier, ce qui est probablement le résultat de trois facteurs : l'insuffisance relative de la tricuspide, un rétrécissement relatif de l'orifice pulmonaire et la rapidité du courant sanguin. Mais plus tard la scène change, et ce que l'on observe, surtout dans les dothinentéries adynamiques et celles où la température s'est maintenue pendant un certain temps à un niveau élevé, c'est un éclat du second bruit à gauche du sternum contrastant avec l'affaiblissement du premier bruit dans toute la région précordiale. C'est que, en même temps que le cœur droit est dilaté, la fibre cardiaque est affaiblie et dégénérée, la contraction systolique est fortement diminuée.

Cette dilatation du cœur modifie légèrement l'aspect séméiotique de la maladie. Il est probable que la dilatation du cœur gauche contribue à donner au pouls des dothinentériques son ampleur en même temps que sa mollesse ; il est possible que la dilatation du cœur droit, avec l'insuffisance tricuspide qui en résulte, contribue à augmenter la congestion hépatique et cérébrale des derniers jours, peut-être même la congestion rénale avec albuminurie. Mais cet affaiblissement du cœur expose plus particulièrement à la syncope. Une syncope brusquement mortelle est parfois la conséquence de cet état qui impose certaines réserves de pronostic et certaines règles de traitement.

Le malade alors ne doit à aucun prix se lever, faire des mouvements brusques et des efforts. Il lui faut des toniques et plus spécialement des toniques du cœur : du bon vin, du quinquina, du café, de l'acide phosphorique.

Nous avons précisément dans le service un type de cet état cardiaque chez notre n° 13 de la salle Ducros, qui a eu pendant un certain temps une température élevée, dépassant largement 40° dès le matin, qui a eu aussi des phénomènes pulmonaires avec râles sibilants très-nombreux même à la partie antéro-supérieure du thorax, dont le pouls s'est singulièrement ralenti ces jours derniers et qui avait en même temps qu'une disparition presque totale du premier bruit un éclat notable du second à gauche du sternum ; aussi avons-nous été pour lui généreux de vin et surtout de café, sans nous alarmer cependant de son état cardiaque, comme nous l'aurions fait dans le cas où la fréquence et la faiblesse des pulsations du cœur nous eût révélé soit un trouble profond dans l'innervation cardiaque, soit une adynamie radicale de l'organisme, états qui, du moins je le crois, exposent bien davantage encore à la mort subite dans la dothinentérie.

Si dans la fièvre typhoïde, comme d'ailleurs dans la variole, ainsi que l'ont constaté Desnos et Huchard, la dilatation du cœur droit fait partie d'un état assez complexe du cœur où l'on observe à la fois l'affaiblissement du muscle cardiaque et l'altération de ses fibres, plus complexe encore est l'état du cœur au milieu duquel la dilatation du cœur droit nous apparaît dans la fièvre intermittente ou, pour mieux dire, dans l'impaludisme.

Nous avons eu récemment dans le service trois formes, trois types d'état cardiaque dans l'impaludisme.

Il y a cinq à six semaines, le n° 27 de la salle Ducros était occupé par un italien dont la fièvre intermittente fut rapidement coupée. Ce malade se plaignit ensuite de palpitations ; comme il avait très-bonne mine, je soupçonnai chez lui une complication de paresse et je l'auscultai pour me donner le droit de le renvoyer ;

mais je trouvai à gauche du sternum un prolongement du premier bruit et un éclat du second. Notre homme avait bien une dilatation du cœur droit directement produite par l'impaludisme, car l'examen des poumons, celui de l'estomac, de la rate et du foie était tout à fait négatif et ne permettait pas d'admettre que l'impaludisme avait produit la dilatation du cœur droit par l'intermédiaire d'une lésion viscérale. C'est le seul cas de ce genre que j'aie nettement observé, c'est-à-dire le seul cas de dilatation pure et simple du cœur droit chez un paludéen ; ce que j'ai rencontré c'est en même temps que l'état du second bruit à gauche du sternum, témoignant de cette dilatation, un souffle probablement anémique du premier temps vers le même point et un abaissement de la pointe avec léger prolongement du premier bruit, indice d'une dilatation plus ou moins hypertrophique du cœur gauche.

Le même lit de la même salle a été plus récemment et se trouve encore occupé par un autre paludéen plus profondément atteint, dont les fièvres tierces ont bien cédé au bromhydrate de quinine, mais dont le teint décoloré annonce un commencement de cachexie. Chez ce malade, nous avons trouvé à gauche du sternum précisément les mêmes signes d'auscultation que chez notre dothinentérique du n° 13 : un éclat notable du deuxième bruit avec diminution très-grande et presque disparition du premier. Ce malade a évidemment un cœur droit non seulement dilaté, mais encore en partie dégénéré. Chez lui, de plus, le cœur gauche participe, quoique à un moindre degré, à cette double lésion, dilatation et altération granuleuse, car à la pointe qui est abaissée et portée en dehors, l'impulsion est assez faible et le premier bruit assez sourd. Dans le premier cas d'impaludisme, nous avions une dilatation limitée au cœur droit, dans le second nous avons une dilatation avec dégénérescence granulo-graisseuse occupant les deux cœurs, mais avec une prédilection manifeste pour le cœur droit. Nous pouvons aller plus loin dans notre diagnostic et affirmer que la dégénérescence granulo-graisseuse est partielle et limitée, car nous avons ordonné à notre deuxième malade un traitement tonique auquel nous avons ajouté des inhalations d'oxygène, et dès le lendemain des premières inhalations, le premier bruit avait pris plus de force et l'impulsion plus de netteté ; les fibres encore saines s'étaient réveillées sous l'influence de cette médication.

Notre n° 26 nous présente un état plus complexe encore. C'est un vieux paludéen atteint de fièvres rebelles et de cachexie palustre. Ici, tandis que la palpation et la percussion nous indiquent une dilatation générale du cœur avec affaiblissement de sa contractilité, c'est-à-dire avec une dégénérescence probable de ses parois, nous constatons à la base un double bruit de souffle très-intense des deux côtés du sternum, mais plus particulièrement à gauche, avec propagation du premier bruit dans l'arbre artériel. Ma première impression en percevant ce double bruit aux foyers habituels du cœur droit, c'est que nous étions en présence d'une altération complète de ce cœur, altération cavitaire et valvulaire à la fois. Deux raisons ont éloigné de moi cette pensée : la première c'est que le premier bruit se propage à l'arbre artériel, c'est donc un bruit en partie aortique ; la seconde c'est que d'après les recherches de Lancereaux, confirmées par nos propres remarques, les lésions valvulaires de l'impaludisme, qui sont fort rares, siègent presque toujours à l'orifice aortique; il nous est d'ailleurs arrivé plusieurs fois de trouver les souffles de l'orifice aortique plus intenses à gauche qu'à droite du sternum. Je ne serais donc pas étonné que chez ce malade, en même temps que la dilatation incontestable des cavités cardiaques et surtout du cœur droit, en même temps que la dégénérescence très-probable de la paroi musculaire, il y eût une lésion de l'orifice aortique se propageant même dans une certaine étendue de l'aorte thoracique, ou bien encore une dilatation de l'aorte ascendante; vous savez par expérience que les dilatations aortiques sont capables de produire le double bruit qu'on attribue d'ordinaire à l'insuffisance aortique.

Quoi qu'il en soit d'ailleurs de ce diagnostic obscur, notez que dans l'impaludisme la dilatation du cœur droit peut être accompagnée d'une dilatation générale du cœur, d'une dégénérescence musculaire de cet organe et d'une lésion valvulaire siégeant de préférence à l'orifice aortique, le seul point où pour ma part j'aie trouvé des lésions de l'endocarde dans l'impaludisme.

J'ajoute que cette dilatation du cœur joue un grand rôle dans certains bruits cardiaques multiples qu'on observe chez des paludéens qui ont à la fois deux bruits de la base et un bruit systolique de la pointe. L'été dernier mourait dans le service de mon collègue le professeur Villard un paludéen qui présentait ce triple bruit avec une haute intensité. A l'autopsie nous trouvâmes une énorme dilatation cardiaque qui portait surtout sur le cœur droit et un très-petit athérome sur une des valvules de l'orifice aortique.

Au point de vue du pronostic cette dilatation cardiaque n'a pas grande importance, car elle ne produit pas, que je sache, d'accidents bien sérieux ; mais c'est un signe de cachexie.

Au point de vue du traitement, elle réclame instamment les toniques et demande que l'hydrothérapie, indiquée par l'état général, soit employée avec précaution pour éviter les syncopes. Vous avez vu les bons résultats que nous avons obtenus de l'aérothérapie, c'est-à-dire des inhalations d'oxygène.

De toutes les cardiopathies, celle qui ressemble le plus à celle de l'impaludisme, c'est la cardiopathie de la chlorose. Elles ont l'une et l'autre un élément commun, l'aglobulie, qui peut aller dans l'un et l'autre cas jusqu'à l'anémie complète et la cachexie ; elles ont aussi un autre élément à peu près commun, la perturbation du système nerveux portant parfois d'une manière spéciale sur le cœur ; de plus, dans les anémies graves, il peut se produire une dégénérescence graisseuse du cœur. Les éléments sont donc communs avec cette différence que le trouble de l'innervation est plus grand dans la chlorose et le trouble de la nutrition plus grand dans l'impaludisme.

L'une et l'autre affection peuvent dans les cas graves produire la dilatation du cœur, mais dans l'une comme dans l'autre cette dilatation est générale et il est rare qu'elle se localise d'une manière complète et définitive sur le cœur droit. La dilatation cardiaque peut se développer dans la chlorose et dans les anémies ; Beau, mon maître, l'a démontré cliniquement et expérimentalement ; il a prouvé que chez les malades, à la suite des hémorrhagies, le cœur bat dans une plus grande étendue et que les seconds bruits ont plus d'éclat ; il a constaté que les mêmes phénomènes se produisent chez les animaux à qui on pratique de larges saignées ; de là sa théorie de l'hydrémie déterminant la dilatation cardiaque. Toute anémie aiguë ou accidentelle peut donc, non pas dans tous les cas, ce qui serait contraire aux expériences précises de Vulpian, mais dans certains cas, produire une dilatation générale du cœur. Mais dans l'anémie chronique cette dilatation n'est pas fatalement générale d'emblée ; elle peut être progressive et, pendant un certain temps, plus développée dans le cœur droit.

Cette localisation ou cette prédominance de la dilatation cardiaque à droite dans la chlorose ne s'y présente pas avec le cortège habituel de ses signes, je veux dire de ses signes d'auscultation. L'éclat du second bruit à gauche du sternum s'observe ici comme dans les autres cas, mais le prolongement du premier bruit est remplacé par un bruit de souffle plus ou moins net, le souffle anémique. Si la dilatation est plus générale et atteint sérieusement le cœur gauche,. on peut trouver, en même temps qu'une impulsion plus étendue et un abaissement de la pointe, un bruit systolique au-dessous du mamelon ; c'est le bruit de l'insuffisance relative de la mitrale, qu'il ne faut pas confondre avec un autre bruit perçu entre le sternum et le mamelon, et qui n'est pas autre chose que le bruit anémique de la base propagé à distance par la dilatation du ventricule droit.

Telle est donc l'évolution de la dilatation cardiaque dans la chlorose ; elle passe le plus souvent par deux degrés successifs ; je dis le plus souvent, parce que quelquefois, par contre, l'ordre est renversé et la dilatation du cœur gauche est plus manifeste que celle du cœur droit. Notez cependant ces deux degrés ; notez cet état cardiaque et comptez avec lui pour le pronostic et le traitement de la chlorose. Il y a en effet une chlorose à forme cardiaque qui a été signalée par Bouillaud, qui, au point de vue des signes rationnels, commence par les palpitations et aboutit aux syncopes et même aux syncopes mortelles. De là l'obligation du repos, des émotions à éviter, des efforts à ne pas tenter, de l'aérothérapie et des toniques proprement dits à employer avec les analeptiques, sans oublier que dans ces cas il s'agit moins de faire du sang que de fortifier le cœur.

Les phénomènes d'auscultation qui ont été constatés chez notre n° 8 de la salle Sainte-Elisabeth sont-ils anémiques ou hystériques ? Tel est le problème qui s'est présenté à nous ces jours derniers. Il y avait, vous le savez, en même temps que le prolongement du premier bruit et l'éclat du second à la base, un souffle manifeste, un souffle non pas rude mais à caractère un peu musical à la pointe. La malade est éminemment hystérique avec anesthésie très-prononcée et ovarie violente ; mais elle vient d'avoir une métrorrhagie qui aura forcément produit plus ou moins d'anémie. Si l'anémie jouait un certain rôle dans ce souffle, elle devrait être accompagnée d'un souffle systolique de la base et d'un souffle vasculaire, ce qui n'est pas ; de plus le souffle devrait persister autant que l'anémie elle-même. Sinon il provient d'un trouble dans le fonctionnement du muscle cardiaque, et de ce trouble c'est l'hystérie qui est responsable.

Ce ne serait d'ailleurs pas la première fois que l'hystérie se rendrait coupable de pareil méfait. Nous avons eu dernièrement au n° 2 de la salle Sainte-Elisabeth un souffle transitoire de la pointe sous l'influence de l'hystérie. Il n'y avait dans ce cas, pas plus que dans le cas actuel, aucune dilatation du cœur gauche, car la pointe n'était ni abaissée ni déviée, ce qui m'a fait penser que dans l'un et l'autre cas les phénomènes transitoires dépendaient d'un trouble momentané dans le fonctionnement des muscles cardiaques. Jusqu'ici je n'ai pas observé de fait où l'hystérie ait produit par elle-même une dilatation du cœur, soit à droite, soit à gauche, soit générale, sans être accompagnée d'un degré plus ou moins prononcé de chloro-anémie ; de sorte qu'il m'est impossible d'apprécier si l'hystérie peut par elle-même produire cette dilatation et la produit surtout à droite. A priori cependant on peut présumer qu'une maladie qui est capable de déterminer la parésie des autres muscles peut aussi produire une parésie du muscle cardiaque. Cette raison est suffisante pour rechercher la dilatation du cœur dans l'hystérie pure, elle est tout à fait insuffisante pour l'admettre. Ce que j'ai observé des dilatations cardiaques dans l'hystérie compliquée de chloro-anémie me porte à penser que l'influence de l'hystérie est en général à peu près également répartie entre les deux cœurs, à de simples nuances près. Ce qui rentre dans cette proposition que je vous énonçais au commencement de notre entretien : tandis que les affections thoraciques dilatent le cœur droit avec une préférence presque exclusive sur le cœur gauche, tandis que les affections abdominales dilatent le cœur droit avec une préférence marquée, les affections générales dilatent d'une manière à peu près égale les deux cœurs.

V

DIAGNOSTIC DES DILATATIONS DU CŒUR DROIT

(SIGNES FOURNIS PAR L'EXAMEN DU CŒUR.)

Messieurs, le cas d'une femme tout nouvellement entrée à la salle Sainte-Elisabeth ramène notre attention sur les dilatations du cœur droit, sujet qui vient d'être traité par un de vos condisciples, le docteur Bidon, dans une thèse soutenue devant la Faculté de Montpellier et bien digne d'être remarquée. Une occasion nous est ainsi offerte d'aborder au point de vue séméiotique cette question que nous avons examinée récemment au point de vue pathogénique.

Notre malade est nourrice ; elle a un rhumatisme articulaire aigu ; elle a quelques phénomènes cardiaques ; il s'agit de déterminer si ces phénomènes cardiaques tiennent à une endocardite ou proviennent d'une autre origine. D'aucuns parmi vous ont diagnostiqué une endocardite rhumatismale et pronostiqué une lésion définitive des orifices cardiaques ; j'ai pensé au contraire que l'endocardite rhumatismale n'est pour rien dans cet état et qu'il n'y a pas à craindre une affection valvulaire consécutive, c'est-à-dire une maladie incurable du cœur.

Le phénomène observé consiste en effet en un prolongement du premier bruit avec souffle doux à la base, mais à gauche du sternum, avec éclat un peu exagéré du second bruit au deuxième espace intercostal gauche, sans rien d'anormal à droite du sternum et sans modifications des bruits de la pointe. Pour moi ce sont là les signes d'une dilatation du cœur droit que le rhumatisme a pu favoriser sans doute, mais que la grossesse avait préalablement produite ; le cœur gauche est évidemment indemne et ses valvules ne sont nullement affectées d'endocardite. Dès lors, au lieu de recourir à des révulsifs et à des antiphlogistiques, nous devons, rassurés sur les suites de l'affection, instituer un traitement tonique et réparateur.

Vous voyez donc combien il est nécessaire en clinique d'interpréter les phénomènes morbides que le cœur peut présenter et, parmi les signes d'auscultation qu'on y constate, de savoir discerner ceux qui appartiennent à la dilatation du cœur droit.

Peut-on reconnaître une dilatation du cœur droit ? Par quels moyens peut-on la reconnaitre ? Quelles sont enfin dans cette recherche les difficultés du problème et les erreurs à éviter ?

A la première de ces questions notre réponse est facile ; notre réponse consiste dans des diagnostics que l'autopsie à confirmés.

A un des premiers lits de la salle Sainte-Elisabeth se trouvait il y a trois mois une femme atteinte d'emphysème et de lésion cardiaque. La lésion cardiaque était complexe : d'un côté les irrégularités du pouls et le souffle inconstant de la pointe nous faisaient diagnostiquer une insuffisance mitrale, sans que nous fussions en mesure de préciser si elle était absolue ou relative ; l'autopsie nous a montré qu'elle était absolue. D'autre part, les battements épigastriques joints au gonflement des jugulaires et au pouls veineux du cou nous faisaient diagnostiquer sans hésitation une dilatation du cœur droit avec insuffisance relative de la tricuspide. L'autopsie nous prouva que le cœur droit était très-dilaté, de sorte que dans ce cas le diagnostic de la dilatation du cœur droit avait pu être formulé avec plus d'assurance et de précision que le diagnostic de l'insuffisance mitrale.

Le vieillard qui, en septembre dernier, occupait le n° 12 de la salle Ducros, était albuminurique ; il y avait chez lui une forte présomption en faveur d'une hypertrophie du cœur gauche et non pas d'une dilatation du cœur droit. C'est cependant cette dernière que nous avons diagnostiquée d'après le prolongement du premier bruit et le caractère éclatant du second à gauche du sternum, et l'autopsie a montré chez lui la valeur des signes fournis par l'auscultation du bord gauche du sternum en nous mettant en présence d'une belle dilatation du cœur droit.

Donc, même dans des conditions en apparence défavorables et alors qu'aucune idée préconçue ne peut mettre sur la voie du diagnostic, la dilatation du cœur droit peut être reconnue.

Elle peut être reconnue à l'examen de la région précordiale ; elle peut être également et mieux encore reconnue à l'examen de l'arbre veineux.

Quand je dis à l'examen de la région précordiale, je devrais dire à l'examen de la région sternale, car c'est au voisinage du sternum que l'on trouve les principaux signes de la dilatation du cœur droit : à gauche, les signes d'auscultation ; à droite, les signes de percussion ; à gauche, à droite et en bas, les signes de palpation.

L'auscultation fournit ici deux ordres de signes d'inégale importance : des changements dans la production des bruits ; des changements dans leur propagation ; c'est-à-dire d'une part des altérations dans les caractères des bruits du cœur, d'autre part des modifications dans l'étendue de l'espace où on les perçoit.

Des altérations dans leurs caractères : le premier bruit est parfois dédoublé à gauche du sternum dans le troisième espace intercostal ; c'est alors une variété de bruit de galop sur laquelle a insisté le professeur Potain ; rarement il est soufflant; plus souvent il m'a paru modifié dans son timbre et surtout prolongé dans sa durée ; son caractère indécis et traînant, comme dit Bidon, est quelquefois remarquable ; quant à sa faiblesse, sur laquelle ont insisté Stokes et Gouraud, elle tient peut-être moins à la dilatation elle-même qu'à l'altération musculaire qui l'accompagne. Un peu plus haut, vers le deuxième espace intercostal, toujours à gauche du sternum, le deuxième bruit devient plus éclatant ; on dirait que la paroi du cœur est plus mince et qu'elle est plus rapprochée de l'oreille ; telle est, du moins, la sensation que donne l'auscultation. Au deuxième bruit, on peut rencontrer encore, mais d'une manière exceptionnelle, un dédoublement, surtout dans le cas de tension exagérée dans l'artère pulmonaire avec refoulement rapide du sang vers les valvules sygmoïdes, peut-être aussi dans le cas où il y a inégalité de contraction des ventricules et relâchement prématuré du cœur droit.

Ces deux phénomènes : d'une part l'altération, le souffle et le prolongement du premier temps, de l'autre l'éclat du second, sont, non pas nécessairement, mais ordinairement associés et en quelque sorte superposés.

Il y en a un autre qui ne manque pas non plus d'importance. C'est la propagation des bruits du cœur à une plus vaste surface qu'à l'état normal, d'un côté vers l'épigastre, d'autre part et surtout à droite du sternum, vers le mamelon droit, sur la ligne qui s'étend du mamelon à l'appendice xyphoïde. Comme Jaccoud l'avait constaté avant nous, cette sensation des bruits du cœur dans cette région est si nette qu'on se demande s'il n'y aurait pas un déplacement du cœur; mais on constate bien vite que le cœur continue de battre à sa place normale, où l'on perçoit ses bruits en même temps que l'on observe l'impulsion de la pointe au-dessous du mamelon gauche. Quelquefois même, par l'auscultation et la palpation réunies, on percoit ce que j'appelle la sensation du double cœur, c'est-à-dire qu'en même temps qu'à la pointe on a entendu les bruits du cœur et palpé ses battements, entre le sternum et le mamelon droit on entend encore les bruits du cœur et l'on palpe ses battements comme s'il y avait là un autre cœur.

L'impulsion perçue par la main appliquée sur le thorax à gauche, à droite ou en bas du sternum, voilà en effet un second ordre de signes qui viennent corroborer ceux que donne l'auscultation. Souvent, alors que l'on a peine à percevoir les battements de la pointe à leur position normale ou un peu plus en dehors du mamelon, et que l'impulsion du cœur gauche paraît non pas augmentée, mais affaiblie, on constate qu'à gauche du sternum, notamment dans le quatrième espace intercostal, l'impulsion cardiaque est très-manifeste sur des points où d'ordinaire la main ne la perçoit pas ; cette impulsion exagérée n'est cependant pas violente ; elle n'ébranle pas et ne soulève pas la poitrine comme dans les hypertrophies, et n'use pas les côtes comme dans les anévrysmes. La même impulsion anormale peut être aussi, je viens de vous le dire, perçue à droite du sternum, en avançant vers le mamelon, ce qui est non moins caractéristique. On peut l'observer aussi à l'épigastre, où la pression de la main produit de plus une sensation de malaise, parfois même de lipothymie. Il n'y a pas à se méprendre sur la signification de cette impulsion étendue et exagérée et à l'attribuer à une dilatation ou à une hypertrophie générale du cœur quand la pointe n'est pas déplacée, ce qui indique que le ventricule gauche ne participe pas aux changements qui ont pour siège exclusif le cœur droit. En résumé, la palpation vous éclaire en vous montrant surtout la nature de l'impulsion, qui est étendue sans être forte, et le siège de l'impulsion, que l'on perçoit parfois partout ailleurs qu'à la pointe, son siège normal.

Aussi, l'application de la main a-t-elle ici plus d'importance que la percussion, qui ne nous indique guère qu'une augmentation dans l'étendue de la matité cardiaque à droite du sternum. Il ne s'agit pas ici d'une matité aussi complète que celle que l'on observe dans l'hypertrophie ; c'est une matité faible, élastique et non résistante. Cette matité passe sous le sternum pour se propager vers le mamelon droit ; elle descend aussi vers la partie inférieure du sternum. On l'observe surtout dans les dilatations consécutives aux lésions thoraciques ; elle manque, par contre, le plus souvent dans les dilatations plus modérées que produisent les affections abdominales et les maladies générales. On la perçoit mieux dans les affections du cœur gauche que dans les lésions pulmonaires, parce que, dans ce dernier cas, elle est souvent masquée par la sonorité d'un emphysème primordial ou concomitant.

Aux trois procédés cliniques d'exploration que je viens de vous indiquer, on peut ajouter l'étude des tracés cardiagraphiques, sur lesquels je ne suis pas en mesure de vous apporter ici les résultats d'une expérience personnelle. Dans les cas de dilatation considérable, on observe les pulsations négatives de François Franck. Tandis que dans les cas où le cœur est normal, le levier se soulève pendant le durcissement des ventricules, c'est-à-dire pendant la systole, dans la dilatation du cœur droit il se soulève pendant le relâchement ventriculaire, par afflux du sang des veines caves dans l'oreillette et le ventriculaire droits. Le tracé, comme dit Pitres, n'indique plus alors les changements de consistance du cœur, mais ses changements de volume.

L'examen de la région précordiale permet donc de diagnostiquer la dilatation du cœur droit d'après des signes d'une valeur inégale, mais qui sont d'une certaine valeur. Est-ce à dire cependant que le diagnostic en soit toujours à l'abri de toute erreur ? Non, Messieurs, et, s'il en était ainsi, ce ne serait pas un diagnostic médical.

Des causes d'erreur, l'auscultation peut en fournir ;

La palpation peut en fournir ;

La percussion peut en fournir.

Et d'abord l'auscultation. Croyez-vous par hasard que tous les bruits anormaux que l'on peut entendre à gauche du sternum appartiennent à la dilatation du cœur droit ? Si vous le croyez, détrompez-vous.

Au premier temps, on peut percevoir non-seulement un prolongement et une altération du bruit systolique, mais bien un véritable souffle. Eh bien ! si c'est un véritable souffle, vous avez probablement autre chose que la dilatation du cœur droit : ou bien c'est un rétrécissement absolu de l'artère pulmonaire, et alors le souffle, ordinairement très-rude, monte et se propage vers l'aisselle ; ou bien c'est une lésion mitrale avec un cœur dilaté et non recouvert par le poumon, et alors, en même temps que ce bruit à gauche du sternum au voisinage de la base, vous percevez un bruit plus fort encore, mais du même timbre à la pointe, c'est-à-dire au lieu d'élection du souffle mitral ; ou bien encore c'est une anémie, et ce souffle s'accompagne de bruits vasculaires plus intenses et plus durables que lui. La dilatation du cœur droit et l'anémie se trouvent quelquefois réunies comme, par exemple, à la fin d'une grossesse ou dans le cours d'une affection hépatique ; dans ces cas, il est difficile de déterminer la cause du bruit anormal perçu au premier temps à gauche du sternum, mais on est éclairé par les phénomènes concomitants d'auscultation : ainsi, chez notre homme du n° 30 de la salle Ducros, qui est porteur d'une cirrhose hypertrophique, le souffle léger du premier temps n'a par lui-même aucune signification précise ; peut-être la dilatation cardiaque et l'anémie se sont-elles réunies pour le produire, mais l'anémie se révèle par un souffle continu du cou et la dilatation cardiaque par l'éclat du second bruit dans le second espace intercostal gauche.

Au second temps, on peut percevoir un éclat du second bruit sans dilatation du cœur droit par le fait d'une tension exagérée dans l'artère pulmonaire dans les cas d'obstacle à la circulation du sang dans les poumons, comme François Franck l'a constaté. Alors cet éclat, qui a un autre timbre, est temporaire et non permanent, et il n'est pas le même dans les inspirations que dans les expirations forcées.

Aux deux temps à la fois, à gauche du sternum, pourront se produire encore des phénomènes d'auscultation qui ne tiennent pas à une dilatation cardiaque, mais à une péricardite ; dans ce cas, le foyer de ces souffles, qui ne sont que des frottements atténués, se trouve non sur le bord même du sternum, mais à une certaine distance du sternum, au-dessus du mamelon, et il n'y a pas d'éclat du second bruit.

Enfin, un double souffle peut se produire à gauche du sternum dans le deuxième espace intercostal, comme nous le constatons en ce moment chez notre n° 26 de la salle Ducros. Eh bien ! parce que c'est un double bruit du souffle, ce n'est vraisemblablement pas un phénomène d'auscultation dû à la simple dilatation du cœur droit. Mon opinion est que, dans ce cas, il y a probablement un anévrysme profond, que tendent d'ailleurs à démontrer l'impulsion perçue à ce point et la propagation du premier bruit dans les vaisseaux du cou.

Ainsi donc, vous le voyez, lorsqu'on se pénètre bien de la nature des bruits perçus et de leur siège, on évite les erreurs d'auscultation qui seraient dues à ce qu'on aurait faussement apprécié les caractères des bruits du cœur.

Il est plus difficile d'éviter les erreurs qui auraient pour cause une appréciation basée sur l'étendue dans laquelle on perçoit les bruits du cœur. L'erreur vient ici de ce qu'on peut considérer comme des bruits du cœur primitivement exagérés des bruits qui trouvent dans leur transmission des causes de renforcement. C'est surtout dans la phthisie que cette erreur peut se rencontrer : dans ce cas, l'amaigrissement du sujet et l'induration pulmonaire peuvent favoriser la propagation lointaine des bruits cardiaques. Il faut alors chercher si ce retentissement des bruits du cœur est général ou s'il a lieu dans une direction particulière, s'il se dirige surtout vers les sommets ou si, par contre, il gagne la moitié inférieure droite du thorax ; il faut surtout, et ceci me paraît le meilleur moyen de diagnostic, remarquer si le retentissement a lieu également pour les deux bruits, ce que l'on constate dans l'induration tuberculeuse, ou s'il est spécial au deuxième, ce qui appartient en propre à la dilatation du cœur droit ; et c'est ainsi que vous pourrez reconnaître la dilatation du cœur droit dans la phthisie elle-même.

Les causes d'erreurs fournies par la palpation ne sont guère moins variées. J'en compte trois catégories :

1° Les battements du cœur sont atténués en même temps qu'étendus et peuvent échapper, malgré leur étendue, à la perception de la main, lorsque la dilatation est compliquée d'une altération granulo-graisseuse de la fibre cardiaque ; alors vous constaterez une diminution du bruit systolique, ce qui vous permettra peut-être de reconnaître la dilatation par une palpation encore plus minutieuse que d'ordinaire ;

2° Les battements du cœur sont masqués par un poumon interposé, surtout par un poumon emphysémateux ; la percussion, en vous révélant une sonorité exagérée, vous mettra en garde contre les erreurs d'interprétation que vous pourriez baser sur ce résultat négatif de la palpation ;

3° Les battements du cœur sont simulés par un anévrysme ou par un empyème pulsatile ; le siège précis des battements sur le trajet des vaisseaux pour l'anévrysme, à gauche en dehors du cœur pour la plupart des empyèmes pulsatiles ; la force des mouvements d'impulsion constatés à la fois par la main et par l'œil, la voussure du thorax au point où l'impulsion se transmet, voilà des phénomènes que la dilatation du cœur droit ne présente pas.

La percussion, qui redresse certaines erreurs auxquels conduisent les autres modes d'exploration, peut, elle aussi, porter à l'erreur, surtout quand la dilatation du cœur droit est précédée ou accompagnée d'affections pleuro-pulmonaires. Une pleurésie concomitante peut, en effet, étendre la matité perçue, un emphysème peut la circonscrire, un épanchement peut la déplacer. Aussi ne doit-on jamais admettre la dilatation cardiaque sans avoir reconnu l'intégrité de la plèvre et du poumon. Il est plus nécessaire encore de constater que le cœur occupe sa place normale et qu'il n'a pas subi une de ces déviations qui, en modifiant ses rapports avec la paroi thoracique, peuvent changer les résultats de la percussion ; dans ce but, cherchez surtout la pointe du cœur.

D'ailleurs, le meilleur moyen d'éviter l'erreur en ces circonstances, comme en bien d'autres, c'est de ne se fier jamais à un seul signe ni à un seul ordre de signes, mais de rechercher constamment le contrôle mutuel des signes.

Comme moyen de contrôle rien ne vaut ici la palpation. C'est le vrai moyen d'arriver à un diagnostic plus sûr et en même temps à un diagnostic plus précis. Elle viendra compléter les résultats de l'auscultation, et, qui plus est, se compléter elle-même. En voici un exemple :

L'auscultation révèle dans la région précordiale un éclat manifeste du second bruit ; la palpation fait percevoir dans les espaces intercostaux une impulsion faible, mais étendue : il y a dilatation du cœur. Cette dilatation est-elle générale ? est-elle limitée au cœur droit ? Si elle a envahi également le cœur gauche, on peut, sans doute, percevoir à la pointe le bruit d'une insuffisance relative de la mitrale ; mais pour que ce souffle se produise, il faut une dilatation assez considérable ou un relâchement assez manifeste des fibres musculaires. Alors, il n'y a qu'à rechercher par la palpation la pointe du cœur. Si elle bat au point normal ou n'est que légèrement déviée à gauche, la dilatation est limitée au cœur droit ; mais si la pointe est fortement déviée à gauche et surtout abaissée, c'est que le cœur gauche participe à la dilatation. Toute espèce de doute se dissipe dans le cas où la faiblesse d'impulsion à la pointe contraste sinon avec l'intensité, du moins avec l'étendue et la netteté de l'impulsion que l'on perçoit au voisinage du sternum, soit à gauche, soit à droite, soit vers le creux épigastrique.

Ainsi, grâce au concours et au contrôle mutuel des signes fournis par l'exploration précordiale, on peut diagnostiquer avec une certaine assurance la dilatation du cœur droit. Mais ce diagnostic n'aura toute sa certitude et toute son importance pratique que dans les cas où les signes de cette dilatation auront été constatés dans l'arbre veineux.

VI

DIAGNOSTIC DES DILATATIONS DU CŒUR DROIT

(SIGNES FOURNIS PAR L'EXAMEN DU SYSTÈME VEINEUX.)

Tant que la dilatation du cœur droit ne se révèle que par des signes physiques tirés de l'examen du cœur, ce n'est pas une maladie, c'est une lésion sans conséquence. Mais quand à ces phénomènes cardiaques s'ajoutent des troubles de la circulation veineuse, alors la dilatation du cœur droit passe au rang de maladie.

En dehors du cœur, les signes morbides de la dilatation du cœur droit se résument presque tous en un mot : la veinosité, autrement dit l'accumulation du sang dans l'arbre veineux.

Pour que la veinosité se manifeste, il faut que le sang qui a pénétré dans le cœur droit retourne dans les veines, c'est-à-dire qu'il y ait insuffisance de la valvule tricuspide permettant au sang de remonter dans l'oreillette et les veines et au ventricule de l'y repousser. Or, pour que se produise cette insuffisance, qui est toujours relative, il faut que le cœur droit soit dilaté ; la dilatation du cœur droit est donc la condition nécessaire de la veinosité.

Elle n'en est cependant pas la cause première. En effet, pour que se développe une dilatation du cœur droit assez forte pour aboutir à la veinosité, il faut un obstacle considérable à la circulation du sang soit à l'origine de la circulation pulmonaire, c'est-à-dire à l'artère pulmonaire ; soit dans son parcours, et c'est alors une lésion non pas des vaisseaux capillaires, mais du poumon lui-même; soit enfin à sa terminaison, c'est-à-dire au cœur gauche. Le rétrécissement d'ordinaire congénital de l'artère pulmonaire, l'emphysème, l'insuffisance mitrale, telles sont les trois causes habituelles et en quelque sorte typiques de ces dilatations du cœur droit suivies de veinosité.

Quant à la veinosité que ces affections diverses peuvent produire avec le concours nécessaire de la dilatation du cœur droit, on peut l'observer dans les grosses veines et dans les capillaires veineux.

Dans les grosses veines, elle se traduit par deux signes : la dilatation plus ou moins variqueuse et le pouls veineux.

Ces signes sont d'inégale importance. Le pouls veineux, quand il existe, est tout à fait caractéristique. C'est le signe pathognomonique de la dilatation du cœur droit avec insuffisance de la tricuspide, c'est l'effet du mouvement de recul que dans ces conditions le sang veineux subit à chaque contraction du ventricule droit, en remontant dans l'oreillette et par là dans les grosses veines par l'orifice auriculo-ventriculaire incomplètement fermé.

Ce mouvement de recul est dans la jugulaire interne fréquent mais difficile à percevoir, à moins que la jugulaire, et en particulier son golfe, ait été préalablement dilatée ; il est plus sensible mais plus rare dans la jugulaire externe ; on peut cependant le percevoir d'une manière assez nette mais tout à fait exceptionnelle dans les veines superficielles des membres et surtout aux veines dorsales de la main ; on le constate plus souvent mais d'une façon beaucoup plus obscure à la partie inférieure du foie. En somme, dans la plupart des cas, ce signe pathognomonique fait cliniquement défaut : dans les veines profondes, il est très-difficile à percevoir et à distinguer du pouls artériel ; dans les veines superficielles il ferait à lui seul le diagnostic, mais le plus souvent il ne se montre pas.

Je n'insiste pas davantage sur le pouls veineux, dont les caractères et la valeur séméiotique sont très-lucidement exposés dans un ouvrage que vous devez tous avoir entre les mains, celui de Bucquoy.

Le mouvement de recul rendu manifeste par le pouls veineux vous donne aussi la raison d'un deuxième signe, la dilatation variqueuse des grosses veines. Expliquons-nous : les veines qui se dilatent manifestement sous l'influence de la dilatation du cœur droit et du trouble qu'elle amène dans la circulation veineuse sont seulement les veines voisines du cœur et notamment les jugulaires ; c'est surtout ce gonflement veineux du cou qui doit être considéré comme un signe de la dilatation du cœur droit. Le gonflement variqueux des autres veines ne peut pas en être considéré comme un signe, parce qu'il est souvent produit par des causes locales et par des influences auxquelles le cœur est totalement étranger. Mais si les varices des membres ne sont pas un signe important, encore moins un signe certain de la dilatation du cœur droit, ce n'est pas à dire cependant que la dilatation du cœur droit ne contribue jamais à les produire et que l'obstacle créé par elle à la circulation régulière du sang veineux dans le cœur ne puisse pas avoir pour conséquence éloignée une entrave à la libre circulation du sang veineux dans les membres. Toujours estil que j'ai été frappé de la coïncidence des varices, et, pour le dire en passant, des hémorrhoïdes, avec l'affection qui produit le plus sûrement la dilatation du cœur droit, c'est-à-dire l'emphysème. J'ai observé aussi, en dehors même de l'emphysème, la coïncidence des varices avec les palpitations, qu'il y eût seulement dilatation du cœur droit ou dilatation générale du cœur, et je suis d'accord sur ce point avec le professeur Verneuil, qui a observé de son côté des varices pulsatiles des membres inférieurs coïncidant avec la dilatation du cœur droit. J'ai observé cette coïncidence en particulier dans les premiers mois de la grossesse, alors que le développement de l'utérus n'était pour rien dans les varices pas plus que dans la dilatation du cœur. J'ai même une de mes clientes, assez mal réglée d'habitude, qui reconnaît ses grossesses à l'apparition de ses varices.

Voici, je crois, ce qui se passe en pareil cas : l'embryon est un corps étranger qui sollicite l'utérus à produire des phénomènes réflexes et en particulier des vomissements. Certaines femmes, au lieu de vomissements, ont des mouvements tumultueux du cœur; elles ont le véritable mal au cœur, elle ont en quelque sorte des vomissements du cœur. Ces vomissements du cœur sont des reflux du sang dans les veines, qui contribuent à produire des varices précoces. Je n'attache d'ailleurs à cette explication qu'une importance très-limitée, mais elle vous servira à retenir le fait.

Quoi qu'il en soit d'ailleurs des théories, quand vous verrez des veines dilatées au cou, vous trouverez presque certainement une dilatation du cœur droit;

quand vous verrez des veines dilatées aux membres, songez à la même dilatation non plus certaine mais possible du même cœur.

Songez encore à cet état morbide quand vous observerez l'œdème et la cyanose.

Dans l'œdème comme dans la cyanose, l'obstacle à la circulation du sang veineux a eu son contre-coup jusqu'aux capillaires. Il faut donc pour que ces signes se produisent une dilatation cardiaque plus ancienne ou plus intense que pour les signes qui occupent les grosses veines. Et cependant il arrive que l'un d'eux, l'œdème, soit perçu avant la dilatation des grosses veines et le pouls veineux : c'est que dans beaucoup de cas la dilatation et le pouls veineux se passent non dans la jugulaire externe, peu développée chez beaucoup de sujets, mais dans la jugulaire interne dont la dilatation échappe aux yeux et dont le pouls veineux est confondu avec le pouls carotidien.

L'œdème est donc un signe de dilatation du cœur droit dont il faut tenir compte à cause de sa fréquence et de son apparition relativement précoce dans certains cas. L'arbre veineux surchargé se refuse alors à recevoir les matériaux que renferme le tissu cellulaire et y dépose même les parties les plus fluides de son contenu. Rappelez-vous qu'il n'y a pas d'œdème par trouble circulatoire dans une maladie du cœur sans dilatation du cœur droit.

Produit par une cause toute mécanique, cet œdème occupe donc forcément les parties déclives. Aussi l'observe-t-on de préférence aux membres inférieurs. Il est bilatéral parce que les deux membres inférieurs sont à peu près soumis aux mêmes influences, un peu plus manifeste cependant à gauche parce que la circulation de retour y est un peu plus difficile à cause de la disposition des veines. Il est un peu plus prononcé le soir par le fait de la position verticale que le matin à la suite d'une position horizontale longtemps conservée. Il n'envahit les mains que fort tard, et quand il remonte au visage sans y être appelé par des quintes de toux, c'est que la mort n'est pas loin.

Ce signe de l'œdème est important ; il n'est cependant ni nécessaire ni décisif. Sans doute, l'ensemble des caractères que je viens de vous indiquer suffit à distinguer cet œdème de l'œdème albuminurique, qui est le plus souvent actif et non passif, insoumis aux lois de la pesanteur, atteignant le visage souvent dès le début ; mais toute règle a ses exceptions, et surtout quand l'urine charrie de l'albumine en abondance, il arrive que l'œdème albuminurique, dans lequel la désalbuminisation du sang joue probablement alors le rôle prédominant, commence par les parties inférieures des membres inférieurs, et y reste cantonné un certain temps ; il faut donc ici le contrôle de l'analyse des urines. Sans parler de l'œdème lymphatique, ordinairement localisé à un membre et dont vous avez vu récemment dans le service deux cas précédés, l'un de fistule lymphatique, l'autre d'engorgement ganglionnaire, faits qui ne vous permettaient pas d'en nier l'existence et vous fournissaient l'occasion d'en étudier les caractères ; sans parler de l'œdème nerveux, ordinairement localisé à un membre ou à un côté, et qui est non moins exceptionnel ; sans parler de l'œdème par obstruction veineuse, également localisé, souvent douloureux, accompagné et précédé d'un cordon caractéristique, les anémies profondes et les cachexies en général peuvent produire des œdèmes qui ressemblent, par leur distribution, à l'œdème de la dilatation du cœur droit ; mais alors la figure est pâle et les veines du cou ne sont pas développées. Vous le voyez, l'œdème par lui-même n'est pas un signe caractéristique de la dilatation du cœur droit, et pour qu'il acquière une grande valeur il faut qu'il soit accompagné de la dilatation des grosses veines comme celles du cou et de certains capillaires comme ceux du visage. D'ailleurs, dans les cas même de dilatation du cœur droit, l'état dyscrasique du sang veineux peut jouer un certain rôle dans sa production.

La cyanose, elle non plus, n'est pas produite uniquement par la dilatation du cœur droit, qui cependant contribue puissamment à sa production.

La cyanose coexiste avec la dilatation du cœur droit dans deux circonstances différentes : tout à fait à la fin de la maladie, dans certaines maladies acquises : les altérations du cœur gauche et l'emphysème ; dès le début, dans certaines affections congénitales, qui sont à mes yeux non pas les communications des deux cœurs, lésions consécutives, mais le rétrécissement de l'artère pulmonaire, affection primitive et qui produit les autres.

Le rôle de la dilatation du cœur droit est bien différent dans ces deux ordres de cas ; il est non pas unique mais nécessaire et en quelque sorte prédominant dans le premier ; il est tout à fait accessoire et ultime dans le second.

Voici, en effet, ce qui se passe dans la plupart des cas de cyanose congénitale, dont on accuse trop souvent, avec Gintrac, la persistance du trou de Botal et la communication inter-ventriculaire, sans qu'on s'arrête suffisamment, comme l'a fait Louis, au rétrécissement de l'artère pulmonaire dont cependant les statistiques font une si fréquente et si juste mention. Tandis que dans la vie extrà-utérine les affections du cœur et des vaisseaux occupent d'ordinaire le cœur gauche et le système de l'aorte, pendant la vie intrà-utérine, au contraire, les affections cardiaco-artérielles occupent d'une manière à peu près exclusive le cœur droit et l'artère pulmonaire. Il en résulte que chez le fœtus se produisent des rétrécissements de l'artère pulmonaire et de son orifice, d'où obstacle à la circulation du sang et accumulation de ce liquide dans le cœur droit. Si l'affection s'est produite de bonne heure, l'orifice de communication qui existe dans les premiers temps de la vie fœtale entre le ventricule droit et le gauche reste ouvert et sert à une partie du sang accumulé dans le ventricule droit pour pénétrer dans le ventricule gauche. Si l'affection a eu lieu plus tard, alors que la paroi inter-ventriculaire est close, le sang qui s'accumule dans l'oreillette droite passe dans l'oreillette gauche et maintient béant le trou de Botal. Après la naissance, le rétrécissement de l'artère pulmonaire, qui ne permet qu'à un faible courant sanguin de venir se vivifier au contact de l'air dans le poumon, constitue une première cause de cyanose ; le passage direct du sang du cœur droit dans le cœur gauche à travers l'orifice inter-ventriculaire ou inter-auriculaire resté ouvert en est une seconde cause. Il en est une troisième dont le rôle d'abord extrêmement limité prend dans la suite plus d'importance et finit par rendre mortelle cette cyanose qui dans les premiers temps de la vie n'était pas dangereuse par elle-même. Ce troisième agent, c'est la dilatation hypertrophique du cœur droit.

Pendant les premiers temps de la vie, luttant contre

l'obstacle qu'il rencontre vers l'orifice pulmonaire, le ventricule droit s'hypertrophie. Mais plus tard, fatigué de cette lutte incessante, en même temps qu'il s'hypertrophie, il se dilate. En se dilatant il permet le reflux, d'ailleurs assez facile, du sang du ventricule dans l'oreillette et de là dans l'arbre veineux. C'est une troisième cause de cyanose, et alors que se passe-t-il ? Sous l'influence des quintes de toux, qui entravent la marche du sang veineux vers le cœur droit ; sous l'influence des émotions, qui paralysent l'action du cœur, une cyanose peu apparente devient manifeste, une cyanose sans gravité devient dangereuse, et le malade, après plusieurs crises plus ou moins graves, meurt d'une manière prématurée et quelquefois très-rapide à la suite d'une bronchite ou sous le coup d'une émotion morale.

La cyanose n'est donc pas ici par elle-même et à elle seule un signe de dilatation du cœur droit ; elle révèle une lésion complexe du cœur, dont le rétrécissement pulmonaire est la cause primordiale ordinairement nécessaire ; ce qui révèle la dilatation du cœur droit et ce qui en précise le rôle, c'est non pas la production mais l'aggravation de la cyanose sous l'influence des émotions morales, des efforts et des quintes de toux.

Cette influence des émotions, des efforts, des quintes de toux, nous la retrouvons aussi dans les cyanoses acquises, ordinairement terminales, que nous observons souvent dans les insuffisances mitrales et quelquefois dans les emphysèmes quand ces affections sont compliquées d'une dilatation du cœur droit. Ici le trouble prédominant, cause directe de la dilatation du cœur et cause principale de la cyanose, c'est la stagnation ou la perturbation qui se produit dans la circulation pulmonaire et, par suite, dans l'échange gazeux du poumon. Il en résulte que l'oxygène ne pénètre pas dans le sang en quantité suffisante pour transformer complètement le sang veineux en sang artériel ; mais à cette première cause de cyanose la dilatation du cœur droit en ajoute une, autre, l'accumulation ou le reflux du sang dans l'arbre veineux. Ainsi, d'une part, les organes reçoivent un sang insuffisamment artérialisé, d'autre part l'obstacle à la circulation pulmonaire et la dilatation du cœur droit y accumulent du sang veineux, c'est-à-dire du sang toxique. Le caractère de cette cyanose c'est de s'accompagner d'une dilatation des grosses veines qui précède fatalement celle des capillaires veineux.

En résumé, dans la cyanose la dilatation du cœur droit joue un certain rôle ; la cyanose est un signe qui ne lui appartient pas en propre ; elle en est en quelque sorte co-propriétaire ; seulement dans les maladies acquises c'est un signe presque ultime, et si on attendait la cyanose pour diagnostiquer la dilatation du cœur droit ce serait un diagnostic le plus souvent trop tardif pour être utile. Ce n'est pas cependant que lorsque la cyanose existe le malade soit irrévocablement perdu ou du moins perdu à bref délai. Si c'est là une crise, on peut encore le sauver, mais cette question rentre dans le pronostic et le traitement des dilatations du cœur droit, questions qui méritent de notre part un examen spécial.

VII

PRONOSTIC ET TRAITEMENT DES DILATATIONS DU CŒUR DROIT

Au point de vue du pronostic comme au point de vue des indications thérapeutiques, les dilatations du cœur droit peuvent se diviser en deux catégories distinctes : les dilatations cardiaques constatées seulement par l'exploration physique du cœur ; les dilatations cardiaques à veinosité.

A. — Dans le premier cas, la dilatation cardiaque n'est pas dangereuse par elle-même ; par elle-même, elle ne nécessite aucune indication thérapeutique. Ce n'est pas à dire cependant qu'elle soit indifférente au point de vue du pronostic et du traitement ; au contraire, sa présence peut parfois signaler un péril et réclamer un remède.

Le principal alors pour le pronostic et le traitement, c'est la maladie primitive ; l'accessoire, c'est la dilatation du cœur que cette maladie a produite. Le pronostic et le traitement de la dilatation du cœur droit seront donc subordonnés à cette maladie primitive ; ils pourront être simplement modifiés par la dilatation cardiaque elle-même.

Nous devons donc ici, pour poser les règles de pronostic et de traitement, passer en revue les diverses affections qui ont produit la dilatation du cœur droit sans veinosité.

Ces affections se divisent en deux catégories : d'un côté, les maladies abdominales ; d'autre part, les maladies générales, affections à la suite desquelles, pas plus dans un cas que dans l'autre, la dilatation cardiaque n'arrive au degré où apparaît la veinosité.

A en juger par ce qui s'est passé chez notre n° 17 de la salle Ducros, la dilatation du cœur droit compliquant un état gastrique n'a pas une haute gravité, n'a pas de gravité du tout. Chez ce malade, il est vrai, la dilatation cardiaque n'était liée qu'à un mélange d'embarras gastrique et de gastrite légère qu'un mauvais régime avait dû produire ; la rhubarbe, la noix vomique et un régime soigné en ont eu promptement raison. Dans les cas de dyspepsie, cette dilatation cardiaque peut être plus rebelle sans devenir pour cela plus dangereuse ; ces dyspepsies-là sont plutôt des gastralgies, et la dilatation cardiaque me paraît devoir être combattue alors plutôt par les antispasmodiques, la morphine, l'éther, le chloroforme même, que par les toniques proprement dits. J'ai vu cette dilatation cardiaque des dyspeptiques présenter chez un même sujet plusieurs récidives dont aucune n'était ni durable ni grave, bien qu'elles fussent accompagnées de palpitations assez fortes et que le malade s'alarmât beaucoup, en sa qualité de médecin.

Parfois dans les affections utérines, accompagnées de dilatation du cœur droit, la maladie est plus grave, comme le prouve le fait de cette femme de la salle Sainte-Elisabeth, chez qui nous avions diagnostiqué une dilatation du cœur droit dans le cours d'un épithélioma utérin et dont l'autopsie confirma ce diagnostic. Certainement la dilatation cardiaque n'est pour rien dans cette mort, dont l'affection utérine est seule coupable, soit par elle-même, soit par l'intermédiaire d'une urémie qu'elle a produite en oblitérant les uretères; mais ce n'est pas une raison pour croire que la dilatation du cœur droit fût, dans ce cas, dépourvue de toute signification pronostique. Deux éléments, en effet, contribuèrent à la produire : d'un côté, une action réflexe, un trouble d'innervation dont nous n'avions pas à nous occuper au point de vue du pronostic ; d'autre part, un état cachectique, un trouble de nutrition qui avait, par contre, la signification la plus grave. La dilatation cardiaque avait donc ici de l'importance comme effet et signe de cachexie. Donc, dans une affection utérine, la dilatation du cœur droit sans cachexie n'est pas grave, la dilatation du cœur droit avec cachexie est un témoin de plus de cette cachexie.

Ce double mécanisme pathogénique, que je viens de vous signaler, est la source d'une double indication thérapeutique. Il m'arrive dans les dilatations cardiaques consécutives à des troubles utérins, et notamment à des déviations utérines, d'ordonner le bromure de potassium, bien que le bromure de potassium débilite le cœur ; mais le bromure de potassium diminue les actions réflexes, et cette indication majeure prime une contre-indication moins précise. Mais si la cachexie s'en mêle, la dilatation du cœur réclame une fois de plus les toniques, et en particulier ceux qui peuvent accélérer le mouvement circulatoire, l'irrigation de l'organisme, résultat auquel on doit viser par l'emploi du quinquina, du fer et du café.

Cette gravité du pronostic et cette indication du traitement tonique m'ont paru plus manifestes encore dans les cas d'affection rénale accompagnée de dilatation du cœur droit. La mort paraît alors devoir être rapide; nous avons vu qu'il en a été ainsi chez le vieillard albuminurique dont je vous ai rappelé l'histoire et chez le petit enfant atteint de néphrite scarlatineuse qui nous fut, en novembre dernier, enlevé dans quelques jours. Il faut en effet un certain degré dans l'atonie de l'organisme pour qu'au lieu d'une hypertrophie du cœur gauche, qui est de règle, se produise à titre d'exception la dilatation du cœur droit.

C'est bien cette dilatation du cœur droit qui est la règle dans les affections hépatiques, où vous remarquerez comme moi : d'abord qu'elle est curable, ensuite qu'elle n'est pas dangereuse. Curable, elle paraît l'être chez notre n° 30, atteint, vous le savez, de cirrhose hypertrophique, et dont les signes de dilatation cardiaque, manifestes il y a quelque temps, diminuent et tendent à disparaître. Dangereuse, elle ne l'est ni par elle-même ni comme signe d'un état plus grave ; je l'ai en effet constatée dans les ictères les plus simples et les plus francs, dans ceux qui guérissent ; je l'ai vu manquer dans les affections mortelles du foie, et je crois qu'elle n'a ici aucune signification pronostique parce qu'elle est bien plus l'effet de l'ictère que de l'affection hépatique elle-même. Elle a en revanche une signification thérapeutique : elle réclame l'élimination des acides biliaires accumulés dans l'organisme.

Si des lésions de l'abdomen nous passons aux maladies générales, les dilatations du cœur droit prennent plus d'importance comme éléments de pronostic et comme indications de traitement.

Je vous les ai montrées dans les fièvres typhoïdes. Elles annoncent en général une certaine gravité du mal, mais il y a ici une distinction à faire entre la dilatation simple avec éclat du second bruit et la dilatation compliquée d'une altération granuleuse avec effacement du premier bruit; c'est dans ce dernier cas que le pronostic a une gravité bien plus haute, sans que le médecin doive cependant porter alors un arrêt de mort. Rappelez-vous notre ancien n° 13 de la salle Ducros, chez qui le premier bruit était devenu imperceptible; il n'en a pas moins guéri, comme guérit également notre n° 24, ce jeune italien qui avait en sus d'une dilatation modérée du cœur droit un de ces frémissements cardiaques perçus à la palpation et qui révèlent parfois les myocardites. Cependant la dilatation du cœur droit dans la fièvre typhoïde est une raison pour se méfier des morts subites, pour prescrire de bonne heure un traitement tonique et pour éviter les hautes doses des antipyrétiques, tels que la quinine, l'acide phénique et le salicylate de soude, je ne dis pas l'acide salicylique, parce que à la dose de trois et quatre grammes par jour il ne m'a paru exercer aucune action dépressive sur le cœur.

Je viens de parler de quinine ; c'est vous remémorer l'impaludisme, cause fréquente, vous le savez, de dilatation du cœur droit. Je fais ici la même distinction que pour la fièvre typhoïde : la dilatation du cœur me préoccupe beaucoup moins que l'altération granuleuse de ses fibres, et l'éclat du second bruit m'inquiète beaucoup moins que la diminution du premier. Cependant l'un et l'autre états sont des signes d'une cachexie, et s'il n'y a pas à craindre ici, comme dans la dothinentérie, des accidents subits, il faut redouter la prolongation indéfinie du mal. L'un et l'autre s'opposent à certaines médications employées à trop haute dose, comme la quinine, ou sans ménagements, comme l'hydrothérapie. L'un et l'autre réclament des toniques et encore des toniques, parmi lesquels figurent avec honneur ici les inhalations d'oxygène ; on dirait que le sang surchargé d'oxygène ranime et vivifie la fibre cardiaque.

J'en dirai autant de la dilatation du cœur droit dans la chlorose. Elle est un signe de cachexie, sans doute, mais d'une cachexie curable, surtout si on la traite par l'aérothérapie. Cependant cette règle n'est pas sans exceptions, et il faut pas oublier qu'on peut mourir de syncope dans la chlorose, ainsi que Bouillaud l'a justement signalé ; seulement je dis de syncope, je ne dis pas de dilatation du cœur, car le trouble profond de l'innervation et l'altération nutritive d'un cœur pâle, émacié, granulo-graisseux, tels sont ici le coupable et son principal complice.

Dans les affections thoraciques, les dilatations du cœur droit, quand elles sont simples et sans veinosité, n'ont pas en général la même importance que dans les affections abdominales et les maladies générales. Elles sont les conséquences presque inévitables de troubles dans la circulation pulmonaire ; elles restent l'effet d'un état morbide, et, dans ces conditions, elles ne deviennent pas causes de nouveaux états morbides. Il n'y a donc pas à s'en préoccuper au point de vue du pronostic pas plus que du traitement. Cette règle présente cependant une exception : c'est le cas où la dilatation provient d'un état morbide de la fibre musculaire, ce qui a lieu dans certaines endocardites et dans certaines péricardites. Dans les endocardites, cet état anormal de la fibre musculaire est ordinairement modéré, sans gravité ; on ne doit cependant pas le laisser s'éterniser et il convient de le combattre par les révulsifs en même temps que par les toniques. Dans les péricardites, par contre, la dilatation cardiaque, premier degré de la paralysie musculaire, est un signe pronostique de haute gravité et une indication majeure, je dirai même l'indication principale, au point de vue du traitement. Les toniques alors sont de rigueur, l'alcool doit être administré *largâ manu,* suivant la méthode irlandaise, sous peine de voir le malade périr non d'épanchement péricardique mais d'asystolie.

Telles sont les indications pronostiques et thérapeutiques, fort variées, vous le voyez, qui découlent du premier ordre de cas : ceux où la dilatation du cœur droit n'est pas accompagnée de troubles de la circulation veineuse.

B. — Nous arrivons maintenant à la deuxième catégorie de cas : ceux où la dilatation du cœur droit intervient comme une cause directe de dangers et comme un état morbide qui doit être enrayé dans son action funeste.

Ces cas se résument presque tous en ceux où la dilatation cardiaque a pour cause une affection thoracique. Cependant ils peuvent probablement se produire en dehors des affections thoraciques, et les affections thoraciques ne les produisent pas tous à un égal degré.

Par exception vous en rencontrerez à la suite de changements subis par les organes abdominaux, comme dans la grossesse, et dans quelques affections générales, la fièvre typhoïde par exemple.

La grossesse, vous le savez, se complique parfois de phénomènes éclamptiques qui se montrent de préférence dans les derniers temps et pendant le travail, phénomènes éclamptiques dans lesquels l'urémie peut bien être pour quelque chose, mais auxquels contribue un trouble de la circulation cérébrale justiciable de la saignée. Il est, je ne dis pas certain, mais fort possible que la dilatation du cœur droit accompagnée d'insuffisance tricuspide favorise dans ces cas le reflux veineux auquel contribuent de leur côté le défaut d'abaissement du diaphragme et les efforts de l'accouchement ; de là une congestion cérébrale dont s'alimente l'éclampsie, de là aussi une indication de plus pour la saignée, moyen vraiment utile ; de là enfin une raison de plus pour ne pas retarder l'application du forceps.

Un mécanisme non pas identique mais analogue a pu contribuer je ne dis pas à produire mais à augmenter les phénomènes cérébraux auxquels a succombé notre petit malade atteint de néphrite scarlatineuse. L'albuminurie a provoqué chez lui un œdème aigu congestif du poumon ; cette violente congestion pulmonaire a eu pour premier effet une dilatation du cœur droit, qui à son tour a facilité le reflux du sang veineux vers l'encéphale et en quelque sorte nourri la lésion cérébrale d'où est née l'éclampsie ; de là encore une indication de la saignée qu'il aurait probablement fallu pratiquer et que nous n'avons pas osé tenter.

Dans la fièvre typhoïde encore il est possible que se produise un phénomène analogue quand avec une congestion pulmonaire intense coïncident un certain éclat dans le second bruit cardiaque et des battements profonds dans les vaisseaux du cou, ce qui devrait nous porter à n'être pas trop sobres d'évacuations sanguines au moins locales si surviennent alors des phénomènes cérébraux dont je m'empresse d'ailleurs à reconnaître que les causes peuvent être multiples, et que parmi ces causes multiples la congestion veineuse n'est pas la première.

Les affections thoraciques, causes ordinaires de la dilatation du cœur droit compliquée de veinosité, ne doivent pas, au point de vue du pronostic et des indications thérapeutiques de cette complication, être mises toutes sur le même rang.

Je fais ici trois catégories : au plus bas degré je place la phthisie ; au degré moyen l'emphysème ; au degré le plus élevé les affections du cœur gauche et notamment l'insuffisance mitrale.

Dans la phthisie, je ne dis pas que la dilatation cardiaque poussée jusqu'à l'insuffisance tricuspide soit fréquente ; loin de là, elle est rare, mais elle existe et le médecin doit en tenir compte. Bidon limite peut-être un peu trop son rôle. Jaccoud, à mon avis, l'exagère ; on ne peut le nier dans les cas où la phthisie prend l'aspect d'une affection cardiaque avec tendance à l'anasarque et à la cyanose ; mais il est singulier que dans les cas de phthisie consécutive à un rétrécissement de l'artère pulmonaire, cette forme n'ait pas été plus spécialement signalée que dans les phthisies ordinaires.

Quand la phthisie revêt cette forme cardiaque, la dilatation du cœur a son bon et son mauvais effet. Elle diminue, comme l'a fait remarquer Jaccoud, la congestion pulmonaire qui résulterait fatalement de l'obstruction des vaisseaux du poumon par le processus tuberculeux ; sous ce rapport elle prévient les hémoptysies, spécialement celles qui peuvent résulter des anévrysmes pulmonaires ; c'est là un fait je ne dirai pas cliniquement démontré, mais physiquement certain, seulement c'est un fait rare. Mais d'autre part ce recul du sang veineux dans la phthisie a deux inconvénients : l'un léger, l'autre grave ; l'inconvénient léger c'est la faible congestion viscérale, c'est aussi l'œdème qui résulte de ce reflux ; l'inconvénient grave c'est le défaut d'oxygénation du sang qui augmente l'asphyxie, la circulation devenant moins active dans le poumon.

C'est de là que dérivent les indications thérapeutiques ; il faut : 1° soutenir l'action du cœur par la digitale à faible dose ; voilà pourquoi j'emploie dans ces cas la teinture de digitale associée à la liqueur de Fowler ; 2° administrer des eupnéiques et en particulier ceux qui agissent sur la circulation pulmonaire, et tel est un des effets de l'arsenic ; 3° favoriser l'oxygénation d'abord par l'air pur, ensuite par l'usage de l'acétate d'ammoniaque qui élimine l'acide carbonique sous forme de carbonate d'ammoniaque, action chimique qui sans doute ne nuit en rien à son action dynamique.

Dans l'emphysème la dilatation du cœur droit a les mêmes inconvénients que dans la phthisie, avec cette différence toutefois que ces inconvénients y sont plus communs et plus graves. On y voit non seulement une forme cardiaque, mais une forme albuminurique ou brightique ; la stase veineuse plus intense y entraîne en effet des congestions viscérales, notamment celle du foie et celle du rein, d'où vient l'aspect d'albuminurie. Il faut ici les mêmes remèdes administrés avec encore plus de vigueur, plus l'emploi des évacuants du système veineux en général, des purgatifs en particulier, et de la diète lactée.

Dans l'emphysème il y a deux sortes d'éléments qui contribuent à produire cette dilatation cardiaque : les uns sont intermittents et les autres permanents. Les éléments intermittents sont les quintes de toux et les accès d'asthme ; quand ils dominent, le pronostic est moins sévère ; parmi les indications figurent la morphine pour la toux, l'iodure de potassium pour l'asthme; parmi les contre-indications les excitants des voies bronchiques et notamment les inhalations d'oxygène. Les éléments permanents se résument dans l'emphysème lui-même, dans la dilatation et la raréfaction des vésicules du poumon : le malade est moins tourmenté, moins angoissé par cette lésion permanente qu'il ne l'est par l'accès d'asthme et par la toux; le pronostic est cependant ici bien autrement grave pour la lésion pulmonaire et pour la dilatation cardiaque qui tue rarement mais qui ne cède plus, malgré l'arsenic employé contre l'emphysème, malgré l'arseniate de strychnine administré contre les deux lésions, malgré l'oxygène rationnellement essayé contre leurs conséquences.

Il y a dans les maladies du cœur deux cachexies : l'une, examinée dans les vaisseaux, est artérielle, elle s'accompagne le plus souvent d'athéromes plus ou moins nombreux; examinée dans le sang elle est anémique, et cette anémie peut même se traduire par une certaine pâleur du visage; enfin examinée dans le système nerveux, elle se traduit par des troubles du grand sympathique et surtout par des douleurs précordiales et par l'angine de poitrine; elle appartient surtout aux lésions de l'orifice aortique. L'autre se rencontre de préférence dans l'insuffisance mitrale : examinée dans les vaisseaux, elle est veineuse, elle produit la dilatation des canaux veineux; examinée dans le sang, elle est congestive, avec engorgement dans les vaisseaux veineux et stagnation dans les viscères; examinée dans le système nerveux, elle est cérébrale, elle produit des phénomènes cérébraux divers qui peuvent aller même jusqu'à la folie.

C'est de cette seconde espèce de cachexie qu'est responsable la dilatation du cœur droit poussée jusqu'à l'insuffisance tricuspide. Les phénomènes que je viens de vous rappeler ont pour cause la veinosité, et la veinosité a pour cause la dilatation du cœur droit.

Ne croyez pas cependant que dans les affections mitrales la veinosité constitue à elle seule tout le danger. Un grand danger provient de la congestion pulmonaire, et la dilatation cardiaque avec insuffisance tricuspide modère cette congestion. Cette action favorable au point de vue du pronostic, ne saurait être contestée ici comme elle l'a été dans la phthisie. Vous l'avez bien vu chez notre n° 3 de la salle Sainte-Elisabeth : grâce à une forte dilatation du cœur droit, la congestion pulmonaire qu'entraîne presque fatalement une lésion mitrale a été chez cette malade en grande partie conjurée. C'est là, au point de vue du pronostic, le bon côté, le côté réellement utile de la dilatation du cœur droit dans les affections cardiaques.

Cet avantage n'est que trop compensé par les inconvénients et les dangers de la veinosité ; celle-ci est nuisible : 1° par l'altération du sang qui en résulte ; pauvre en oxygène, trop riche en acide carbonique, ce sang devient impropre à la nutrition normale, aussi la moindre piqûre peut elle être suivie d'érysipèle, la moindre plaie peut-elle être suivie d'eschare, comme notre n° 3 vous l'a encore prouvé ; 2° par les troubles fonctionnels qu'elle produit dans les organes importants, tels que le foie et le rein, ce qui augmente encore l'altération du sang ; 3° enfin par le retard et la diminution qu'elle peut entraîner dans les actions médicamenteuses : la digitale, les diurétiques en général agissent alors moins bien et agissent plus tard.

Cette action des médicaments n'est cependant pas annulée, et trois ordres d'indications se présentent qu'il faut remplir, qu'on peut même remplir avec un succès complet, quoique le plus souvent momentané ; il faut : 1° soutenir l'énergie du cœur droit par la digitale, la caféine et les toniques ; il faut : 2° dégorger l'arbre veineux par les diurétiques, les purgatifs, les oignons, la diète lactée ; 3° il faut enfin augmenter l'oxygène du sang par les inhalations répétées d'oxygène, et diminuer l'acide carbonique par les doses répétées d'acétate d'ammoniaque ; rappelez-vous que l'action de ce dernier remède est fugitive et doit être renouvelée souvent ; rappelez-vous encore et surtout que les inhalations d'oxygène peuvent rendre en général de précieux services dans les dilatations du cœur droit, qu'elles combattent directement et qu'elles neutralisent dans leurs effets.

TABLE DES MATIÈRES

L'HYSTÉRIE VISCÉRALE

LES DILATATIONS DU CŒUR DROIT

Marseille — Imp. E. Jouve et Cie, rue Montgrand, 36

www.ingramcontent.com/pod-product-compliance
Ingram Content Group UK Ltd.
Pitfield, Milton Keynes, MK11 3LW, UK
UKHW021050230726
13926UKWH00004B/1770

9 782016 115688